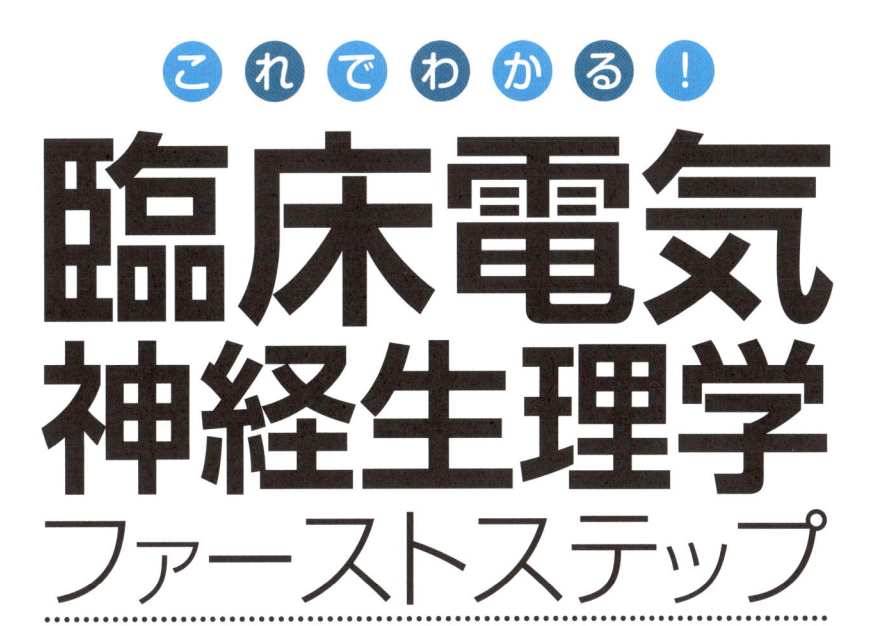

clinical electroneurophysiology for beginners

これでわかる！
臨床電気神経生理学
ファーストステップ

静止膜電位・活動電位・EPSPはどのように発生するのか？

著 **橋本修治** 天理よろづ相談所病院白川分院

診断と治療社

執筆者紹介

橋本修治　（はしもと しゅうじ）
【略歴】
    1973 年　京都大学医学部卒業
              京都大学医学部附属病院精神神経科研修医
    1976 年　京都大学大学院医学研究科（脳研究施設）
    1980 年　北野病院神経内科
    1984 年　カナダ Montreal Neurological Institute 留学
    1985 年　天理よろづ相談所病院神経内科
    1986 年　同　副部長
    1994 年　同　部長
    2003 年　天理よろづ相談所病院白川分院院長
    2008 年　定年退職，同　内科非常勤医
    現在に至る
【専門】
    臨床神経学，電気神経生理学，てんかん学
【著書】
    『電気回路による臨床電気神経生理学入門』（永井書店）
    『臨床電気神経生理学の基本』（診断と治療社，共著）

はじめに

― 本書出版の意図と目的 ―

　本書の主題(テーマ)は，①静止膜電位，②活動電位，③興奮性シナプス後電位（excitatory post-synaptic potential：EPSP）の発生機序です．これらは電気神経生理学において，一番基本となるものです．この基本部分だけを書き出し，通読できる比較的短いテキストを作成できないかと考えました．それが本書執筆の動機です．これら電位の発生機序さえ理解できれば，生体電気現象を理論的に考える力は大幅にアップするでしょう．

　本書は，幸原伸夫先生と私の共著『臨床電気神経生理学の基本』（診断と治療社刊，2013年）の姉妹編でもあります．上記の本では，誰にでも理解できる内容を目指したつもりでしたが，「やはり難しい」という評価が聞こえてきました．そこで本書では，前著の内容のうち，最も基本となる上記3つの主題に絞って，より易しく，よりわかりやすく書くことを心がけました．前著で無意識のうちに説明不要と考え解説をスキップした事柄にも踏み込んだつもりです．

　本書を執筆していて，生体電気現象を説明する際に一般的に行われている解説方法に，いくつかの改善点があることに気づきました．本書では，そういった問題点にも，私が気づいた範囲内で言及しました．これは自分自身の自省の念を込めての話です．

　物理の授業が苦手だった読者も，ぜひ本文と図を対応させながらじっくりお読みいただきたいと思います．生体がいかにシステマティックな存在であるかをご理解いただけるでしょう．そして，願わくば，本書を通じて電気神経生理学の魅力の一端を感じていただければ幸いです．

2015年9月
天理よろづ相談所病院白川分院
橋本修治

目次 CONTENTS

執筆者紹介	ii
はじめに	iii

序章　本書の目的　1

第1章　本書を理解するための予備知識　5

1. 本書で扱う生体電気現象	6
2. 電気部品と電気回路	8
3. 生体の構造物と電気素子（電気部品）との関係	11
4. 細胞膜の電気回路モデル	17
5. 用語のまとめ	19
セルフアセスメント	23

第2章　生体電気現象を電気的等価回路で考えるために　25

1. 静電気学と動電気学	26
2. 抵抗を流れる電流	28
3. オームの法則と電圧降下の原理	29
4. 抵抗の並列回路と合成抵抗	34
5. 同じ起電力を持つ電池の並列回路	35
6. 合成イオンチャネル	36
セルフアセスメント	39

第3章　コンパートメントモデルによる膜電池の発生機序　41
——膜が1種類のイオンのみを通過させる場合——

1. カリウム膜電池におけるイオンの動き	42
2. コンパートメント内におけるイオン分布	47
3. コンパートメント内の電位分布	49
4. 電気二重層に参加するイオン数	52
5. ナトリウム膜電池	52
6. 合成イオンチャネル	55
7. 本章のまとめ	56
セルフアセスメント	58

第4章　静止膜電位と活動膜電位の発生機序　　**59**

1. 1種類のイオンチャネルだけが存在する場合の膜電位　　60
2. 活動膜電位　　62
3. 2種類のイオンチャネルが存在する場合の膜電位　　63
4. 回路 K-N の簡略化　　68
5. 本章の結論──膜電位を変化させる要因には2種類ある　　72

セルフアセスメント　　77

第5章　活動電位の発生機序　　**79**

1. 細胞膜の一部が活動膜になった場合の電気的等価回路　　80
2. 活動電位発生時の電位分布　　82
3. 活動電位発生時の各部位の電位変化　　83
4. 活動電位の伝導　　85
5. 活動電位発生機序のまとめ　　86

セルフアセスメント　　87

第6章　興奮性シナプス後電位（EPSP）発生機序　　**89**

1. 興奮性シナプスの構成とシナプス下膜の膜電池　　90
2. 電気的等価回路によるシナプス電流の解析　　93
3. 大脳皮質錐体細胞による電流双極子　　97
4. 錐体細胞による双極子発生機序に関する誤解　　102
5. 脳磁図と電流双極子　　103
6. EPSP と脳波発生機序に関する不適切な表現　　105

セルフアセスメント　　107

第7章　電気的等価回路におけるコンデンサーの位置づけ　　　**109**

1. 抵抗からなる回路と，抵抗とコンデンサーからなる回路の比較　　110
2. 静止膜電位の脱分極に対するコンデンサーの影響　　111
   セルフアセスメント　　113

おわりに　　114
索　引　　118

column

1-1	コンデンサー	20
1-2	コンデンサーと電池の相違点	22
1-3	透過係数と膜抵抗値の関係	22
2-1	電気信号が伝わる速度	38
4-1	神経線維の電気刺激	72
4-2	回路 K-N の溶液論による静電気学的検討 －なぜカリウムイオンは流出しナトリウムイオンは流入するのか	73
4-3	能動輸送	75
4-4	活動電位の発生と終息	76

序章

本書の目的

- はじめに本書の目的をパラドックスの形で，ごく簡単に提示しておきたいと思います．
- 序章では，活動電位や興奮性シナプス後電位（EPSP），オームの法則，膜抵抗といった用語を先走って使用しているため，意味をくみ取れない人もおられるかもしれません．しかしここでは何を問題提起しているのか，その大まかなところさえつかんでいただければ結構です．

本書の目的は,「電気的等価回路を用いて,静止膜電位と活動電位および興奮性シナプス後電位(EPSP)の発生機序を解説すること」です.

まずは図序-1をご覧ください.実はこの図は「おわりに」に登場するものです.左に活動電位の発生機序を,右にEPSPの発生機序を説明する電気回路を示しました.どちらもかなり単純な電気回路になっています.似た電気回路になっていることから,活動電位もEPSPも同じ原理で説明可能なことが見て取れます.

パラドックスの提示

ところで,かなり多くの人が,「細胞内へのナトリウムイオン(Na^+)流入が原因となって,細胞内陽性(プラス)の活動電位が発生する」と考えていると思いますが,それは違います.第2章で解説しますが,オームの法則では,電流は,電位が高い部位から低い部位へと流れていきます.逆に,電流がB点からA点へ向かって抵抗内を流れた場合,B点の電位のほうが高く,電流が流れていった先であるA点の電位のほうが低くなります(図序-2(1)).B点を0 mVとすればA点の電位はそれより低くなるわけですから,陰性(マイナス)となります.

活動電位発生時,細胞内にナトリウムイオンが流入するということは,膜抵抗を介して電流(陽イオンであるナトリウムイオン)が,細胞外から細胞内へ流れていくことを意味しています(図序-2(2)).この場合,オームの法則に従えば,細胞内は細胞外より電位が低くなるはずです.しかし,実際には,活動電位は細胞外を基準電位(0 mV)としたとき,細胞内陽性の電位となります.

ここから,活動電位の発生は,「オームの法則に反する現象だ」と考えるべきでしょうか?実は,このパラドックスは,膜電池を考慮していないところから生じたものです.図序-1に示したように,膜電池を考慮した電気回路で考えれば,活動電位の発生機序を矛盾なく説明できます.EPSPの発生機序も,活動電位と同様にして,電気的等価回路で説明できます.オームの法則と矛盾することなく,生体の電気現象を一貫した理論で説明できるようになります.これが本書の目的です.

さて,次章ではちょっと懐かしい生物学や物理学の授業を思い出してみましょう.

(1) 活動電位

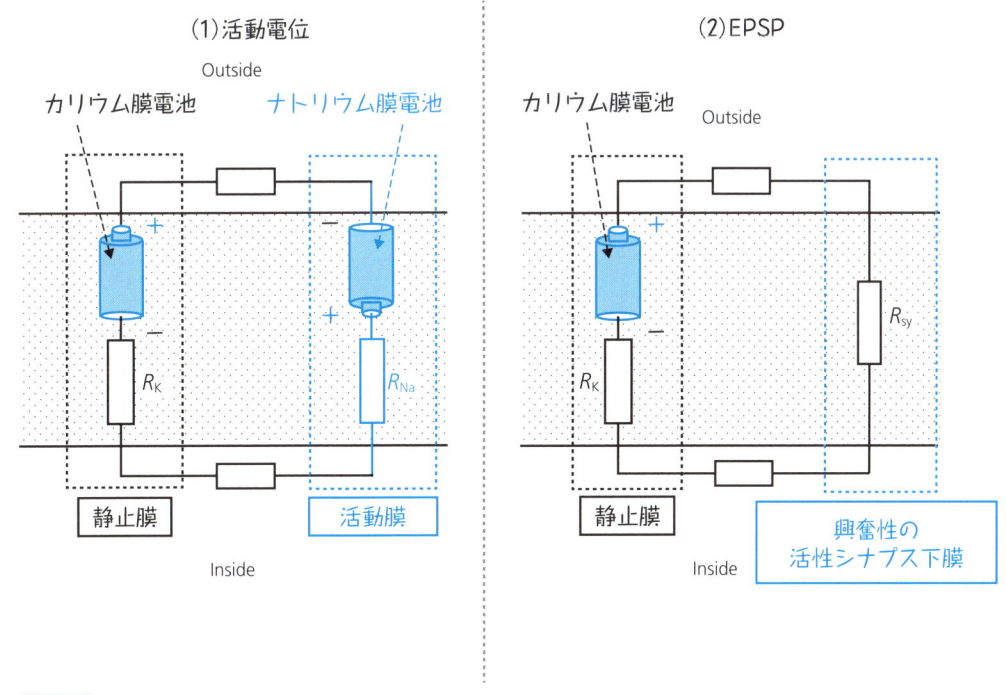

Outside

カリウム膜電池　ナトリウム膜電池

R_K　R_{Na}

静止膜　活動膜

Inside

(2) EPSP

Outside

カリウム膜電池

R_K　R_{sy}

静止膜　興奮性の活性シナプス下膜

Inside

図序-1 電気回路による活動電位と EPSP の発生機序

長方形は電気抵抗を表す記号である.

(1)

B点 (0 mV)

抵抗器 (R)　電流

A点 (陰性)

(2)

細胞外 (0 mV)

細胞膜＝膜抵抗

ナトリウムイオンの流入＝電流

細胞内 (陰性それとも陽性？)

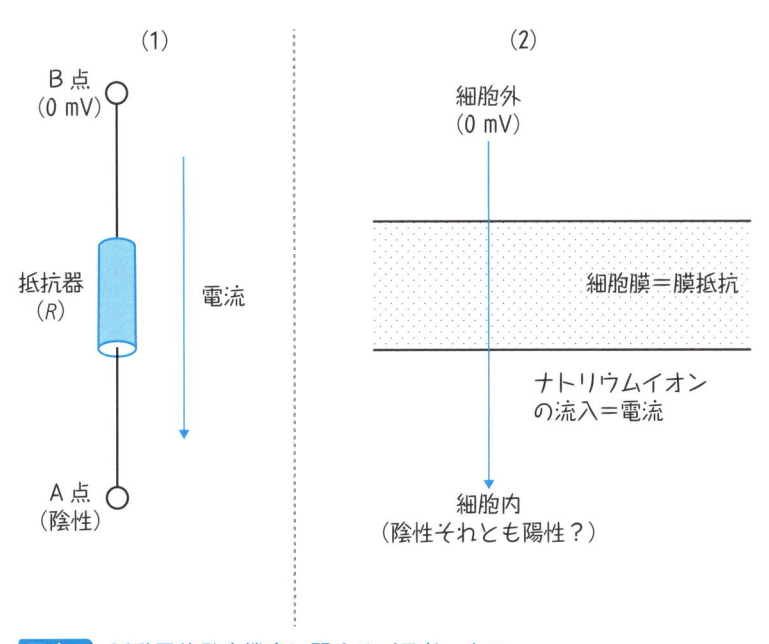

図序-2 活動電位発生機序に関するパラドックス

第1章

本書を理解するための予備知識

- 本章では，本書を理解するうえで必要となる予備知識と本書の概略を解説しています．
- 予備知識とは，①細胞内記録による膜電位，②電気回路で用いられる電気部品（電気素子），③電解質溶液，④細胞膜とイオンチャネル，⑤生体の構造物と電気素子の関係，⑥細胞膜の電気回路モデルです．
- 本章では，これら予備知識を駆け足で解説しますが，ここをある程度理解しておいてもらえれば，あとの章の理解が容易になります．しかし，わかりにくいところは適宜省略して読み進んでもらって結構です．

1　本書で扱う生体電気現象

細胞内から記録される電位

　本書では，(1)静止膜電位，(2)活動電位，(3)EPSP，それぞれの発生機序について解説します．これらを主に**オームの法則**を用いて統一的に理解することが本書の目的です．**図 1-1** にこれらの電位を示しておきました．これは，細胞内に微小電極を挿入して，細胞内から電位を記録したときの模式図です．電位の基準点は細胞外です．細胞外の電位を基準(0 mV)として細胞内の電位を表しています．細胞内記録では，通常，上向きの振れで陽性の電位変化を表します．脳波や筋電図では，通常，上向きの振れで陰性の電位変化を表現していますので間違えないようにしてください．

　図 1-1 を①から⑤へと順に見ていきましょう．

①静止膜電位（resting membrane potential）

　静止膜とは活動電位が発生していない細胞膜のことです．この状態の細胞膜が示す膜電位が静止膜電位で細胞内陰性の電位です．その値は細胞によって異なりますが，多くの場合，－90 mV～－60 mV 程度です．このような細胞内陰性の静止膜状態を「細胞膜は**分極**している」と言います．

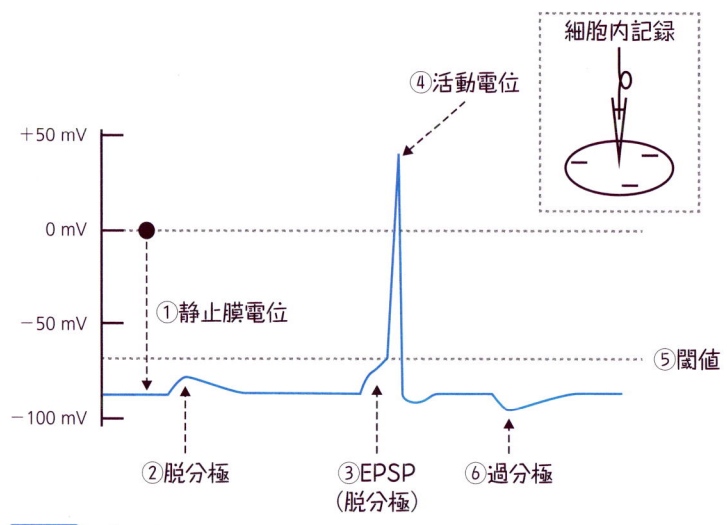

図 1-1　膜電位の細胞内記録
微小電極を細胞内に刺入して記録した細胞内電位で，細胞外を基準電位(0 mV)としている．上向きの振れで陽性電位を表す．①静止膜電位は細胞内陰性の電位である．この状態を細胞膜は分極していると言う．②静止膜電位より分極の程度が小さくなった場合が脱分極である．③EPSPは脱分極性の電位である．④活動電位は細胞内陽性の電位である．⑤脱分極が閾値に達すると活動電位が発生する．⑥静止膜電位より分極の程度が大きくなった場合が過分極である．

②**脱分極**(depolarization)

　分極状態が小さくなることで，膜電位は小さくなります．たとえば，静止膜電位が－90 mV の場合，－70 mV になれば 20 mV の**脱分極**が生じたと言います．

③**興奮性シナプス後電位**(excitatory post-synaptic potential：EPSP)

　神経と神経は**シナプス**という構造を介して情報伝達を行っています（**図 1-2**）．シナプスには興奮性のものと抑制性のものがありますが，本書では，興奮性シナプスだけを取り上げます．シナプス前神経細胞の軸索終末部まで活動電位が到達すると，同部から興奮性神経伝達物質が放出されます．この物質がシナプス下膜（シナプス後膜ともいう）に存在するイオンチャネルの受容体に結合すると，そのイオンチャネルが開孔（**図 1-2** 左下の囲み枠内），シナプス電流が流れます．これによって，シナプス後の神経細胞膜に脱分極が発生します．この脱分極が**興奮性シナプス後電位**（**EPSP**）です．この電位は，細胞外を基準電位としたとき細胞内陰性の電位です．

④**活動電位**(action potential)

　脱分極が一定の大きさに達すると，神経細胞膜や筋細胞膜では**活動電位**が発生します．活動電位は細胞内陽性の電位です．活動電位が発生すると，細胞膜は一過性に陽性電位となり，その後，急速に元の静止膜電位に戻っていきます．活動電位は神経軸索を減衰することなく同じ大きさで伝わっていきます．活動電位を発生する細胞膜は「興奮性膜」と呼ばれ，神経細胞膜や筋細胞膜がそれに相当します．

　活動電位を発生している細胞膜部分を本書では「**活動膜**(active membrane)」と名づけておきます（**図 1-3**）．「活動電位を発生していない静止膜」と「活動電位を発生している活動膜」

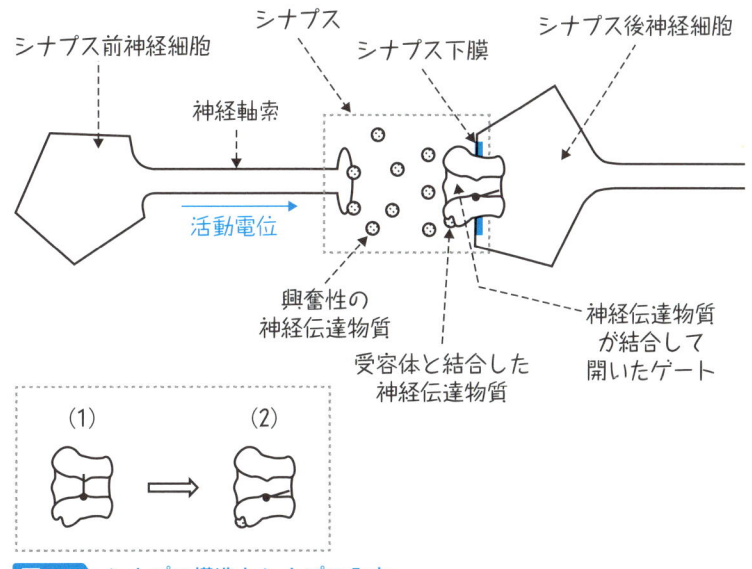

図 1-2　シナプス構造とシナプス入力

シナプス下膜には，神経伝達物質と結合する受容体を持ったイオンチャネルが存在する．本図では神経伝達物質が受容体と結合しイオンチャネルが開孔しているところを示した．左下囲み枠内：(1)では神経伝達物質が受容体と結合していないためチャネルは閉じている．(2)では神経伝達物質が受容体と結合しチャネルが開いている．

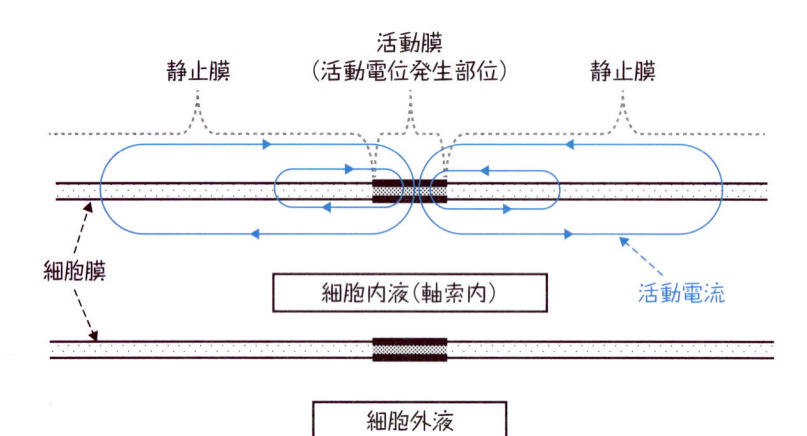

図 1-3　活動膜と静止膜
活動電位が発生し，電流が流入している細胞膜領域が活動膜である．活動膜で流入した活動電流は静止膜領域から流出していく．下の細胞膜を流れる活動電流は省略されている．

の間には，図 1-3 に示したように「活動電流（action current）」が流れます．

このように，細胞膜は，シナプス下膜（図 1-2 参照）を除くと，「静止膜」と「活動膜」の 2 種類に大きく分類されます．言うまでもなく，活動電位が発生していない細胞では，細胞膜はすべての領域で静止膜になっています．細胞膜の一部が活動膜へと変化すると，その膜部分に活動電位が発生します．ここでは，「細胞膜は，静止膜状態と活動膜状態といった異なった 2 つの状態をとることができる」ということを記憶に留めておいてください．

⑤閾値（threshold）
活動電位を発生する一定の大きさの脱分極を閾値（あるいは，しきい値）と呼んでいます．

⑥過分極（hyperpolarization）
分極のしすぎという意味で，分極状態が大きくなり膜電位はより陰性となります．たとえば，静止膜電位が－90 mV の場合，－100 mV になれば 10 mV の過分極が生じたと言います．

2　電気部品と電気回路

第 1 章 -1 で解説した生体の電気現象を，電気回路を用いて説明していくのが本書の目的です．そこで，電気部品（パーツ）と電気回路について説明しておきましょう．電気回路で用いられる部品には，①電池，②抵抗器，③コンデンサー，④電線などがあります（図 1-4）．そのほか，コイルやトランジスタといった部品もあります．これら電気部品は電気回路上では「電気素子」と呼ばれています．電気素子にはトランジスタのように複雑な動作をするものも含まれますが，本書で扱う電気素子は，電池，抵抗器，電線とコンデンサーのみです．

(1) 電池
　　（乾電池）
　　　　　電線（導線）　　電線（導線）

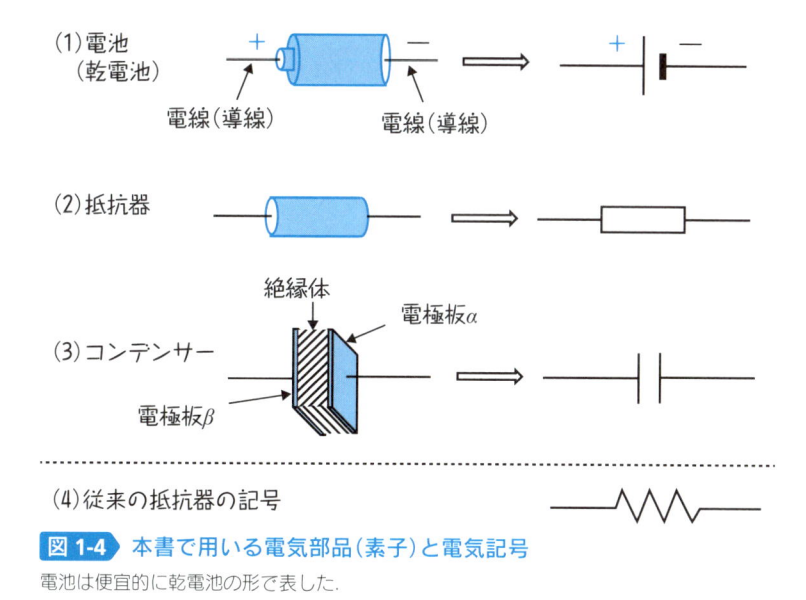

(2) 抵抗器

(3) コンデンサー
　　絶縁体
　　電極板α
　　電極板β

(4) 従来の抵抗器の記号

図 1-4 本書で用いる電気部品（素子）と電気記号
電池は便宜的に乾電池の形で表した．

コンデンサーも基本的には省略しますが，それについては後述します．

電 池

電池は電気回路に電流を流す原動力を提供しています．電池には「電流を流し続ける原動力」が備わっています．これを「起電力」と言います．その値は，電池の陽極と陰極間の電位差（電圧）に等しくなります．私たちが日常用いている単3乾電池は1.5 Vの起電力を持っています．電池がなければ電気回路に電流は流れません．この意味で電池は能動的な電気素子です．本書では，電池の起電力の大きさを E で表示します．その単位は電圧と同じでボルト〔V〕です．

電池がこのような起電力を持つ状態は，水流回路におけるポンプを想定してもらえばわかりやすいかもしれません（図 1-5）．ポンプは電気エネルギーなどを利用して，水を低い場所から高い場所へ持ち上げることができます．自然には，水は必ず高い場所から低い場所へ向かって流れていきます．したがって，水を低い場所から高い場所へと引き上げるにはエネルギーが必要となります．ポンプは，通常，電気エネルギーを用いてこのような仕事をします．電池でも同様に何らかのエネルギーを用いて，電位の低い場所から高い場所へと電流を流す働きをしています．乾電池では化学反応のエネルギーを電気エネルギーに変換しています．太陽光電池では太陽光のエネルギーを電気エネルギーに変換しています．これによって，電池は電流を流し続けることができるのです．これが「起電力」の意味です．

図 1-4(1)の左に，電池の代表として乾電池の模式図を描いておきました．右は電池の記号です．乾電池では，短く突出した部分が陽極で，平たい底面が陰極です．これは電池の記号とは逆になっています．記号では長い線分が陽極を表し，短く太い線分が陰極を表します．乾電池の見た目のイメージで電池記号を考えると間違えますのでご注意ください．

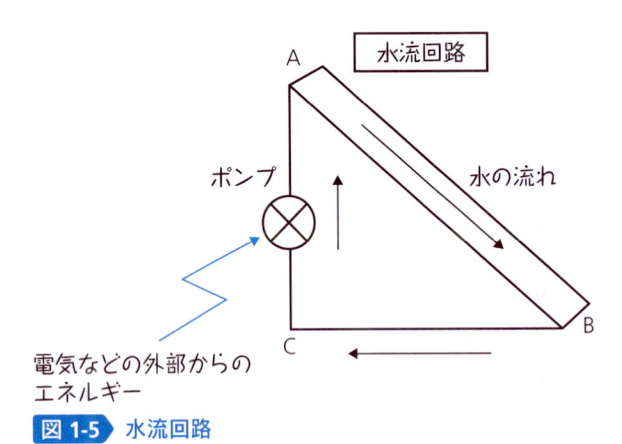

図 1-5　水流回路
水は高いところから低いところへと流れ，ポンプによって再び高い場所へ引き上げられる．ポンプの作動にはエネルギーが必要である．

抵抗器

　抵抗器は，回路に電流が流れるとき，電流を流れにくくする電気素子です．その程度は「抵抗値」で表され，単位はオーム〔Ω〕です．抵抗値が大きいとそれだけ電流が流れにくくなります．逆に抵抗値が小さいと電流は流れやすくなります．抵抗器はこのように電流を流れにくくしますが，決して絶縁体ではなく，電流が流れることのできる電気素子でもあります．この意味で電気を通す「伝導体」でもあるわけです．抵抗器の記号は，図 1-4(2)の右に示したように長方形で表されます．従来は図 1-4(4)のようにギザギザ模様で表示されていましたが，最近は長方形で示すことに変わりました．本書でも長方形で表示します．

電　線

　電線は電気部品を相互に結びつけ電気回路を形成する役割を担っています．電線のことを「導線」とも言います（図 1-4(1)参照）．電線で素子間を結びつけることを配線と言います．電気回路では電線の抵抗値は 0〔Ω〕と考えます．抵抗値 0〔Ω〕の物質は超伝導体と言われ，さまざまな分野で大きな注目を集めていますが，まだ常温で抵抗値 0〔Ω〕の物質は存在していません．実際の電気機器では電気抵抗の小さい銅線などが配線用電線として用いられています．電気回路の図面上では抵抗値 0〔Ω〕として扱います．

コンデンサー

　コンデンサーは図 1-4(3)に示したように，2 枚の電極板が絶縁体を挟んで向かいあった構造をしていて，電気を蓄えることができる電気部品（電気素子）です．コンデンサーに電池を接続すると電流が流れてコンデンサーの極板に電気が蓄えられます．しかし，コンデンサーには電池のように電流を流し続ける力はありません．エネルギー変換によって電気エネ

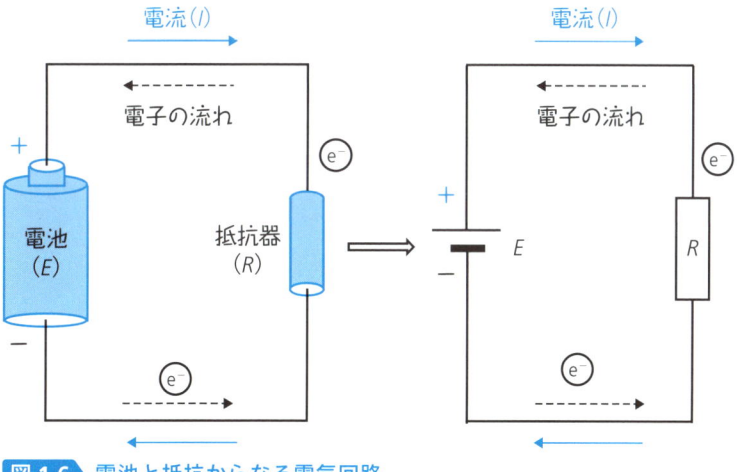

図 1-6 電池と抵抗からなる電気回路
左は模式図で右が電気記号による回路図．電流の方向は電子の流れる方向と逆である．
ⓔは電子を表す．図では破線矢印で電子の流れを，実線矢印で電流の方向を示した．

ギーを作り出す力がないからです．電気回路に電流を流し続ける原動力は，あくまで電池の起電力にあります．これがコンデンサーと電池との根本的な相違点です．コンデンサーの記号は，電池のように極板間に非対称性はなく対称形をしています．コンデンサーの詳細はp.20 column 1-1 を，コンデンサーと電池の相違点についてはp.22 column 1-2 をそれぞれご参照下さい．

電気回路と電流

図 1-6 に1個の電池と1個の抵抗器からなる電気回路を示しました．左が模式図で，右が記号を用いた回路図です．実線矢印で示した電流が，電池の陽極から出て抵抗を流れて電池の陰極へ戻っていくところを図示しました．電流の大きさ(強さ)を I と表示しました．単位はアンペア〔A〕です．

電気回路において動いているのは電子です．電子は陰性の電気を持った粒子です．よく知られているように，電流の方向は電子の流れる方向と逆と定義されています．図 1-6 では破線矢印で電子の流れる方向を図示しました．ⓔは電子を表しています．電子の動きは，実線矢印で示した電流の方向と逆になっています．ここから，電流の方向は，陽性の電気を持った粒子(陽性粒子)が動く方向と考えることもできます．

3 生体の構造物と電気素子(電気部品)との関係

本節では，生体の構造物と電気素子(電気部品)の関係を解説します．生体の構造物とは，

細胞内液と細胞外液，細胞膜，イオンチャネル，細胞内外のイオン組成のことです．

細胞内液と細胞外液

　細胞内外は水で満たされています．水には多くのイオンが溶け込んでいます．このようにイオンを含んだ水を電解質溶液と言います．細胞内外は電解質溶液で満たされているわけです．

　電解質溶液に外部から電圧をかけるとイオンは電圧に依存して動いていきます．**図 1-7** に塩化ナトリウム（食塩）の電解質溶液を示しました．ナトリウムイオン（Na^+）は陽性の電気を持っているため，右の陰極方向へと動いていきます．塩素イオン（Cl^-）は陰性の電気を持っているため，左の陽極へ向かって流れていきます．電流の方向は陽性粒子の流れる方向と定義できますから，電流はナトリウムイオンの流れる方向と一致し，塩素イオンが流れる方向とは逆になります．**図 1-7** では，電流は左から右へ向かって流れていることになります．つまり，陽極から陰極へ向かって流れているのです．

　このような電解質溶液は，電気を通すことができるため一種の「伝導体」です．電解質溶液内を電流が流れていくことができます．このとき，動いている粒子は電子ではなくイオンです．電気回路では電子が電気を運搬する粒子（実体）ですが，電解質溶液ではイオンが電気を運搬する粒子となっています．イオンが電解質溶液内を移動していくとき，溶媒である水分子や他のイオン粒子と衝突します．またイオンはお互いに電気的な力を及ぼし合います．このため，電解質溶液自体が電流に対する「抵抗」として機能します．したがって，生体電

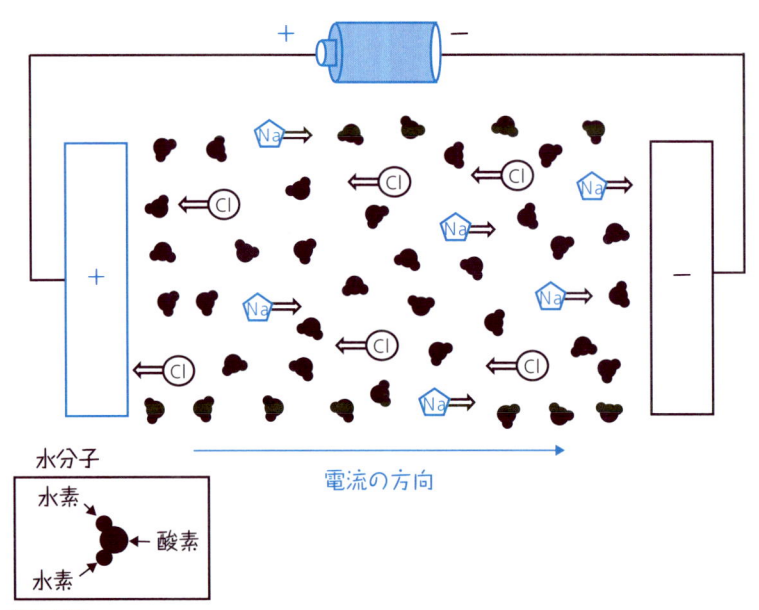

図 1-7　塩化ナトリウム（NaCl）による電解質溶液
ナトリウムイオンは陰極方向に動き，塩素イオンは陽極方向に動いていく．溶液中のイオンは電位に依存して移動していくが，このとき，水分子やイオン同士がイオンの移動に対する抵抗となる．

気現象を電気回路に置き換えて考えるとき，電解質溶液は「電気抵抗」に対応させることになります．

電解質溶液は体積を持っているので，「**体積伝導体**」とか「**容積伝導体**」と呼ばれています．英語では volume conductor と言います．細胞は容積伝導体を内に含み，また，外部からそれに囲まれて生存しているわけです．

細胞内外のイオン組成

細胞膜を隔てて，細胞の内と外における電解質溶液のイオン組成は異なっています．細胞外には多くのナトリウムイオン（Na⁺）と塩素イオン（Cl⁻）が存在し，カリウムイオン（K⁺）の濃度は低くなっています．逆に細胞内では，ナトリウムイオン（Na⁺）と塩素イオン（Cl⁻）の濃度は低く，カリウムイオン（K⁺）の濃度は高くなっています（図 **1-8**）[1]．細胞内には，陰性粒子として，陰性に帯電した多くのタンパク分子も存在しています．

イオンチャネルの選択的透過性

細胞は細胞膜で覆われています．細胞膜は脂質二重層からなり，電気的には，電気を帯びた粒子を通過させない絶縁体として機能します．つまり**細胞膜の多くの部分は，電流を通さない絶縁体とみなすことができます**．しかし，細胞膜にはイオンが通過することのできる膜孔が開いています．この膜孔を形成している生体の構造物が「**イオンチャネル**」です（図 **1-9**）．イオンチャネルの膜孔内も電解質溶液で満たされていることは言うまでもありません．

神経細胞膜には，カリウムイオン（K⁺），ナトリウムイオン（Na⁺），塩素イオン（Cl⁻）などに対するチャネルが存在しています．そして，カリウムチャネルはカリウムイオンのみを通過させ，ナトリウムチャネルはナトリウムイオンのみを通過させ，塩素チャネルは塩素イオ

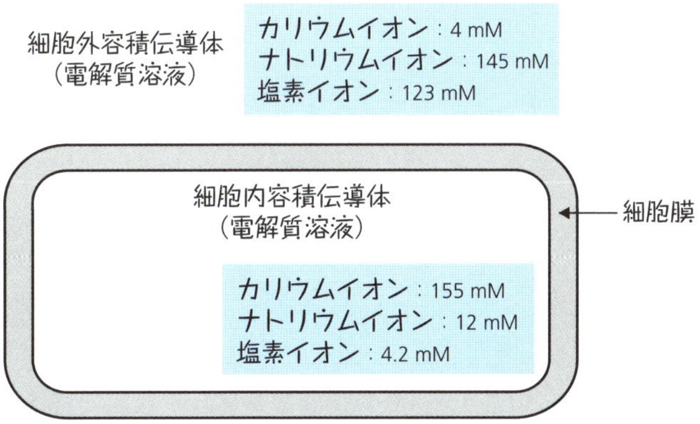

細胞外容積伝導体
（電解質溶液）
カリウムイオン：4 mM
ナトリウムイオン：145 mM
塩素イオン：123 mM

細胞内容積伝導体
（電解質溶液）
カリウムイオン：155 mM
ナトリウムイオン：12 mM
塩素イオン：4.2 mM

← 細胞膜

図 1-8 ▶ 細胞内外でのイオン濃度
細胞内ではカリウムイオンが多く，ナトリウムイオンと塩素イオンは少ない．細胞外ではカリウムイオンは少なく，ナトリウムイオンと塩素イオンが多い．数値は文献1を元にしている．

図 1-9 細胞膜とイオンチャネル

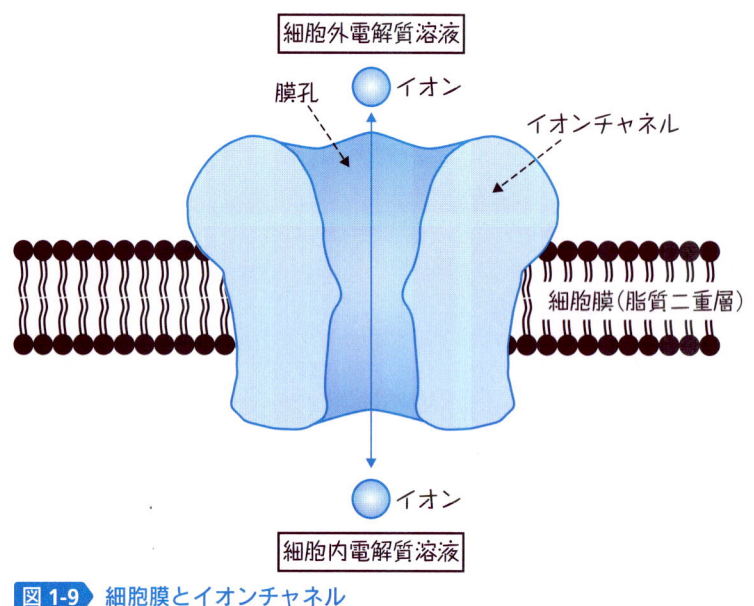

イオンはイオンチャネルの膜孔を介して流出入する．

ンのみを通過させるというように，それぞれのイオンチャネルは対応するイオンに特化した透過性を持っています．これをイオンチャネルの「**選択的透過性**」と言います．なお，細胞内に存在するタンパク分子は，上記したように陰性に帯電していますが，イオンと比べるとサイズがかなり大きいため，イオンチャネルを通過することはできません．

　各種イオンに対する細胞膜全体としての透過性は，細胞膜に存在するそれぞれのイオンチャネルがどれだけの数，開いているのかに依存します．開孔したカリウムチャネルが数多く存在すれば，細胞膜のカリウムイオンに対する透過性は大きいわけです．閉じていたナトリウムチャネルが新たに開けば，細胞膜のナトリウムイオンに対する透過性が亢進する，といった具合です．透過性の程度は**透過係数 P**（permeability coefficient）によって表されます．透過係数は物理的には速度の次元を持った係数です．この値が大きいほどイオンは膜を素早く通過していきます．言い換えれば，単位時間当たりに膜を通過するイオン数が多いことになります．溶液論における透過係数と電気回路における抵抗との関係は，p.22 column 1-3 を参照してください．

イオンチャネルは電池と抵抗に対応する

　イオンチャネルは，電気回路で言えば，電池と抵抗に対応します．選択的透過性を持ったイオンチャネルがどのようにして電池を形成するのかは，第3章で詳しく解説します．ここではとりあえず，**イオンチャネルは電池を形成する**と認めてください．この電池は細胞膜に存在することになるため「**膜電池**」と呼ぶことができます．膜電池は当然，起電力を持っていますので，これを「**膜起電力**」と呼ぶこともできます．また，あるイオンチャネルは，

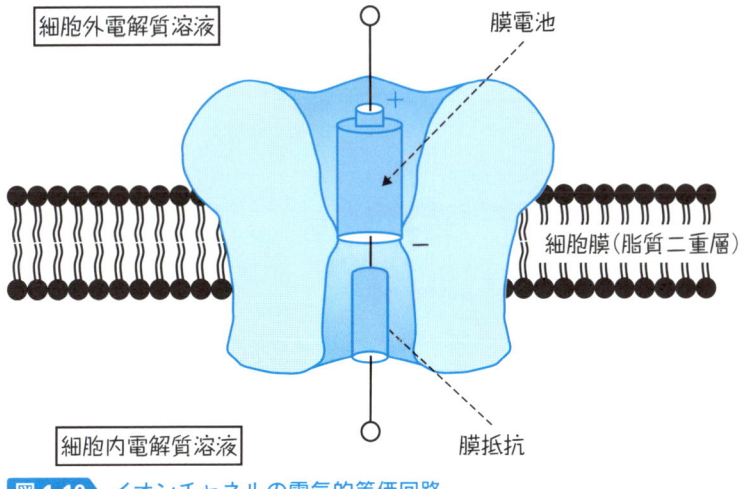

図 1-10 イオンチャネルの電気的等価回路
図では膜電池を便宜的に細胞内へ陰極を向けた電池とした．

　そのチャネルに対応したイオン種だけを選択的に通過させますが，同時に，そのイオン種の移動を妨げる抵抗でもあります．したがって，**イオンチャネルはイオンの移動に対する抵抗としても機能**します．これを「**膜抵抗**」と呼びます．イオンチャネルは，膜電池と膜抵抗が直列に配置された電気回路で表すことができます（**図 1-10**）．

　カリウムチャネルは「カリウム膜電池」と「カリウム膜抵抗」を形成することになります．カリウム膜抵抗は，カリウムイオンに対し，一定の大きさの抵抗値を示し，ナトリウムイオンに対しては無限大の抵抗値を示します．つまり，ナトリウムイオンはカリウム膜抵抗を通過することができません．同様に，ナトリウムチャネルは，「ナトリウム膜電池」と「ナトリウム膜抵抗」を形成します．カリウムイオンはナトリウム膜抵抗を通過することができません．

細胞膜と膜コンデンサー

　細胞膜は脂質二重層からなっています．既述のように，イオンチャネル以外の細胞膜部分は電気的に絶縁体とみなすことができます．細胞膜（絶縁体）は，その外部で細胞外容積伝導体と接し内部では細胞内容積伝導体と接しています（**図 1-11(1)**）．一方，コンデンサーとは絶縁体を挟んだ 2 枚の極板からなる電気部品です（**図 1-11(2)**）．両極板間に電圧をかけると電荷を蓄えることができます．極板そのものは伝導体です．内外を容積伝導体で挟まれた脂質二重層とコンデンサーは，類似した構造をしていることがこれでわかります．以上から，細胞膜の脂質二重層の部分はコンデンサーとみなすことができます．

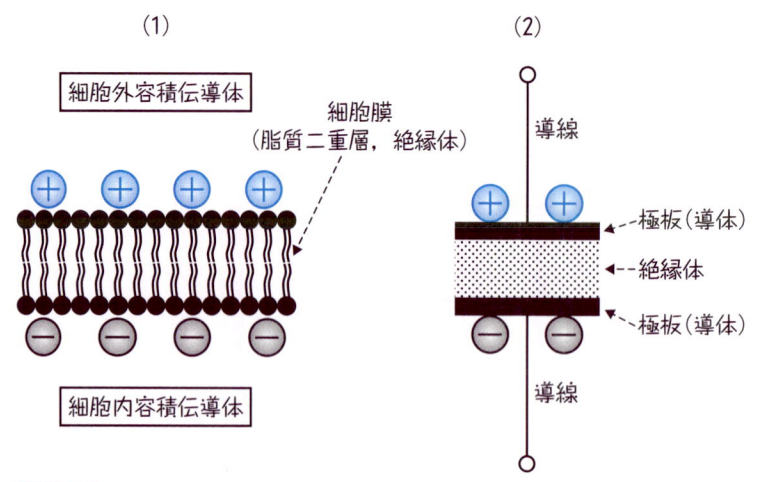

図 1-11 細胞膜の脂質二重層とコンデンサー
(1)細胞膜の脂質二重層はイオン流に対する絶縁体として機能し電荷を蓄積できる．細胞膜はそれぞれの面で細胞内外の電解質溶液と接している．この構造は(2)のコンデンサーと類似している．

細胞膜の電気的等価回路の基本型

　以上で，**イオンチャネルは膜電池と膜抵抗に対応し，細胞膜の脂質二重層はコンデンサーに対応する**ことがわかりました．これらを組み合わせると，細胞膜の**電気的等価回路**の基本型ができあがります．それを**図 1-12** に示しておきました．図では，膜電池の起電力は便宜的に細胞内陰性としました．なお，イオンチャネルとその周囲の脂質二重層との間に存在する電解質溶液(**図 1-12** の①と②)は，伝導体であり抵抗として機能しますが，距離が短く抵抗としてはかなり小さいと考えられます．そこで，**図 1-12(2)**の電気回路図では，電池とコンデンサー，および，抵抗とコンデンサーの間に抵抗を入れず，これらを電線(導線)で直接，結んでいます．

細胞内の電位は細胞外から窺い知れない

　細胞膜は 10 nm ほどの薄い膜です($nm = 10^{-9}$ m)．薄い膜だから細胞の外から細胞内の様子を透かして見ることができるのではないかと考える人もおられるでしょう．しかし，残念ながら電気現象ではこのようなマジックは不可能です．細胞内の電位を知りたければ，細胞内に微小電極を刺入して細胞内電位を直接記録するほかありません．これは，細胞膜に膜電池が存在しているからです．電池の陽極側と陰極側では電位はまったく異なるので，細胞内と細胞外はまったく異なった電位を示すことになります．

　私たち医療従事者が臨床の場で記録している電気現象(脳波や筋電図など)はすべて細胞外の電位変化です．細胞外容積伝導体に置いた電極で電気現象を記録しているのです．細胞内の電位変化を記録しているのではありません．それにもかかわらず，細胞内の電位変化がど

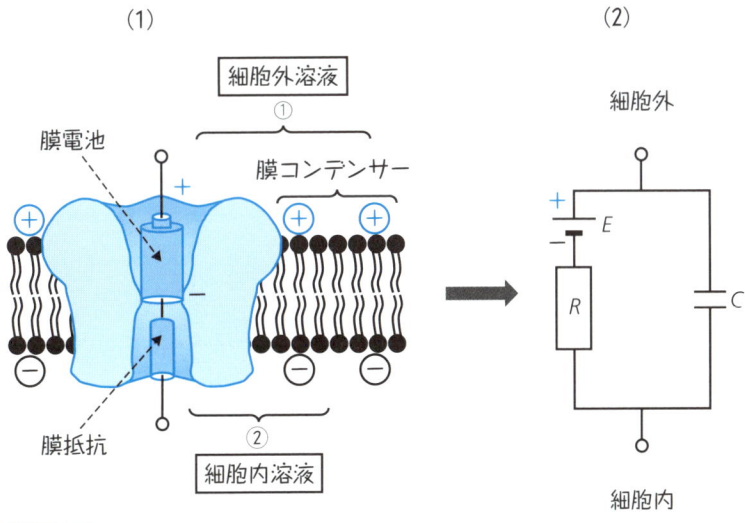

図 1-12 細胞膜の基本的な電気的等価回路

(1)イオンチャネルは膜電池と膜抵抗に対応し，チャネル以外の細胞膜部分はコンデンサーに対応する．①と②：イオンチャネルと脂質二重層との間の電解質溶液．この部の距離は短いので電解質溶液の抵抗を無視できるとした．(2)細胞膜の電気的等価回路．E：膜電池の起電力，R：膜抵抗，C：膜コンデンサー．電池とコンデンサー間，抵抗とコンデンサー間に溶液による抵抗が描かれていないことに留意．

のようにして起こるのかを知っておくことは重要です．この点の正確な理解なしには，細胞外の電位変化の意味を読み取ることはできません．

4 細胞膜の電気回路モデル

Hodgkin と Huxley は，イカの巨大神経軸索の細胞膜には，カリウムチャネルとナトリウムチャネル，および塩素チャネル（あるいはリークチャネル）が存在するとして，図 1-13 に示したような細胞膜の電気的等価回路を提唱しました[2]．この膜モデルは図 1-12 を，細胞膜には 3 種類のイオンチャネルが存在するとして拡張したものになっています．

図 1-13 では，カリウム膜電池の起電力（E_K）は細胞内陰性―細胞外陽性となっています．一方，ナトリウム膜電池の起電力（E_{Na}）は，逆に，細胞内陽性―細胞外陰性となっています．なぜこのような極性となるのかは第 3 章で解説します．

本書で用いる細胞膜の電気回路モデル

ここで，本書で用いる細胞膜モデルを簡単に紹介しておきましょう．本書では，細胞膜のモデルとして Hodgkin-Huxley モデル（図 1-13）のかわりに，簡略化したモデル図 1-14 を用います．図 1-15 は図 1-14 と同じもので，電池と抵抗器を記号ではなく模式図で表したものです．

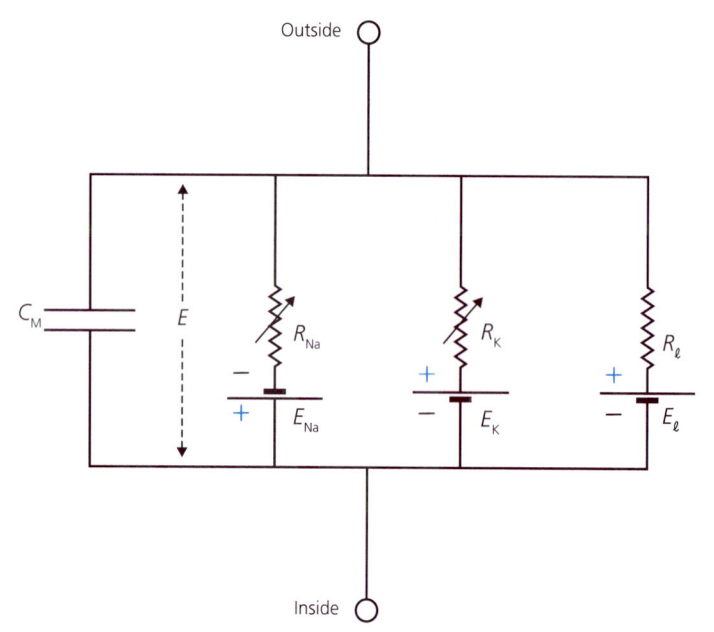

図 1-13 Hodgkin と Huxley による興奮性膜の電気的等価回路

E_{Na}：ナトリウム膜電池の起電力，E_K：カリウム膜電池の起電力，E_ℓ：塩素膜電池（リークチャネル）の起電力，R_{Na}：ナトリウム膜抵抗，R_K カリウム膜抵抗，R_ℓ：塩素膜抵抗（リークチャネルの膜抵抗）．R_{Na} と R_K に斜め矢印がついているのは，これらが可変抵抗器であることを表す．可変抵抗器とは，抵抗値を変化させることのできる抵抗器のことである．文献 2 を元に作成．

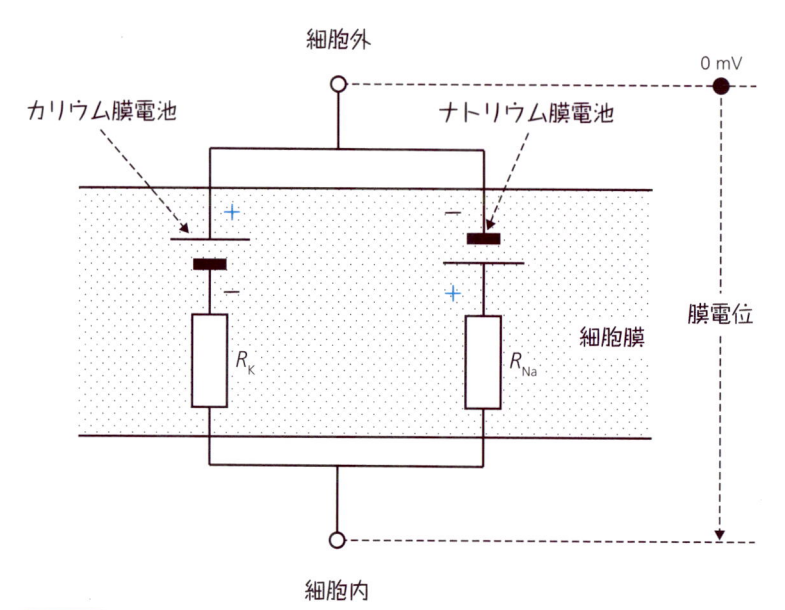

図 1-14 カリウムチャネルとナトリウムチャネルからなる興奮性膜の電気的等価回路

R_K：カリウム膜抵抗，R_{Na}：ナトリウム膜抵抗．

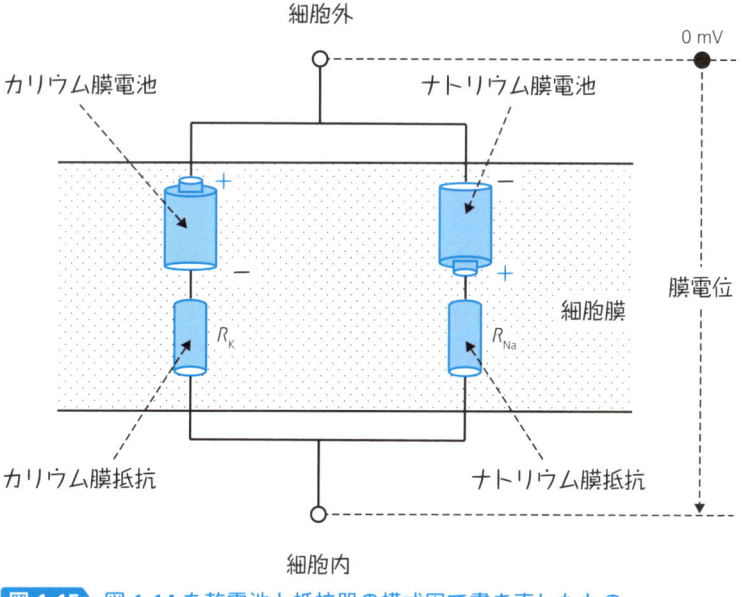

図 1-15 図 1-14 を乾電池と抵抗器の模式図で書き直したもの

　塩素チャネルの膜電池の起電力は細胞内陰性で，カリウムチャネルの膜電池の起電力に比較的近いため，カリウムチャネルで代表させるとして塩素チャネルは省略します．さらに膜コンデンサーも省略します．膜コンデンサーは，電位変化の時間経過を問題とするときには無視できませんが，電位変化の方向（脱分極するのか過分極するのか）だけを問題とするときは省略できます．この点についての詳細は第7章で解説しています．

　このようにして，HodgkinとHuxleyによる膜モデル（図1-13）を簡略化した図1-14（図1-15）を用いて，本書では膜電位を考えています．その意味で，図1-14（図1-15）が言わば本書の出発点となる回路図ですが，その詳細は第4章で考察していくことになります．

5 用語のまとめ

　本書では，電解質溶液における電気現象を電気回路に置き換えて考えていきます．このため，電気回路に慣れない人は困惑されるかもしれません．しかし，電解質溶液のまま生体電気現象を考えていくのは困難な作業です．電気回路に置き換えて考えたほうが，はるかにわかりやすくなります．

　では最後に，ここまで解説してきた内容のなかで，本書で比較的よく用いられる用語を書き出し，簡単な説明を記しておきましょう（表1-1）．

表 1-1 本書で使う用語のまとめ

	用 語	説 明
1	活動膜	活動電位を発生させている細胞膜領域．これは，活動電位を発生していない静止膜との対比で使用されます．
2	膜電池	細胞膜に組み込まれているイオンチャネルが作り出す電池． ・**カリウム膜電池**：カリウムチャネルが作り出す膜電池． ・**ナトリウム膜電池**：ナトリウムチャネルが作り出す膜電池．
3	膜起電力	イオンチャネルが作り出す膜電池の起電力． ・**カリウム膜電池の起電力**：細胞内陰性の起電力となる． ・**ナトリウム膜電池の起電力**：細胞内陽性の起電力となる．
4	膜抵抗	イオンチャネルをイオンが通過するときの抵抗．イオンの動き（イオン流）を電流とみなし，イオンチャネルを電気抵抗とみなしている． ・**カリウム膜抵抗**：カリウムイオンがカリウムチャネルを通過するときの抵抗．カリウムチャネルはカリウムイオンのみを通過させるので，カリウム膜抵抗はカリウムイオンに対して一定の値を持つが，ナトリウムイオンに対しては無限大の抵抗として振る舞い，ナトリウムイオンを通過させない． ・**ナトリウム膜抵抗**：ナトリウムイオンがナトリウムチャネルを通過するときの抵抗．ナトリウムチャネルはナトリウムイオンのみを通過させるので，ナトリウム膜抵抗はナトリウムイオンに対して一定の値を持つが，カリウムイオンに対しては無限大の抵抗として振る舞い，カリウムイオンを通過させない．
5	膜コンデンサー	イオンチャネルが存在しない細胞膜部分は，電気素子としてはコンデンサーに相当する．
6	細胞膜の電気回路モデル	イオンチャネルが形成する膜電池と膜抵抗，および，細胞膜脂質二重層が形成する膜コンデンサー，これらを組み合せて，細胞膜を電気的等価回路に置き換えたもの．

column 1-1　コンデンサー

　コンデンサーとは，2つの金属板（導体，極板）が絶縁体を挟んで向き合った構造をしています（図1-16の左）．これに電池を接続し両極板間に電圧をかけたとしてください．このとき，電池の陰極から流れ出た電子はコンデンサーの極板βにたまります．一方，コンデンサーの極板αでは，極板βにたまった電子と同数の電子が流れ出していきます．この電子は電池の陽極に吸収されます．もともと極板は電気的に中性（陽性電気量＝陰性電気量）でしたが，この過程によって，極板βには陰性の電子が蓄積されます．一方，極板αでは陰性電気を持った電子が出ていった結果，陽性電気が蓄積されることになります．こうして，極板βは陰性電位を示し極板αは陽性電位を示すことになります．極板αと極板β間の電圧が電池の起電力と等しくなれば，電子の動きはなくなります．なお図示したような抵抗を含まず，コンデンサーと電池のみからなる回路では，上記の過程は瞬時に完成します．コンデンサーを電池に繋いだ瞬間，極板αと極板β間の電圧は電池の起電力と等しくなります．

　このように，コンデンサーは電気を蓄積できる電気素子です．さらに，コンデンサーは絶縁体を間に挟んでいますが，一過性には，コンデンサーにも電流が流れると「みなす」ことができます．電池から流れ出した電子は極板に帯電するだけで，絶縁体を通り抜けることはできません．しかし，回路として見た場合，電池から出た電子は導線の中を移動しコンデンサーを介して電池へ戻っています．そこで，コンデンサーにも電流が流れていると「みなし」ます．この電流を容量性電流（capacitive current）と呼んでいます．容量とは，コンデンサーが電気を蓄える能力（capacity）といった程度の意味です．厳密な定義は電気学の教科書をご参照ください．

　次に，電気が蓄積されたコンデンサーに抵抗器を接続したとしましょう（図1-16の右，図1-17（1）の左）．このとき，抵抗器内を電子が流れていきます．コンデンサーの極板βに蓄積されていた電子が流れ出すのです．電子は抵抗器を通過して極板αに吸収されていきます．つまり，電池を接続したときとは逆方向の電子の動きが起こります．こうして，極板βに蓄えられていた電子はすべて極

板αに移行してしまいます．こうなると，抵抗器を流れる電子は存在しなくなります（図1-17(1)の右）．

　以上から，コンデンサーには抵抗器に電流を流す力はありますが，これはコンデンサーに電気が蓄えられている場合に限られることがわかります．電気が蓄えられていないコンデンサーと抵抗器を組み合わせても何も起こりません．またコンデンサーには，自分の力で自分自身に電気を蓄える力もありません．電池と接続されてはじめて電気を蓄えることができるのです．この意味で，コンデンサーは受動的な電気素子（電気部品）と言えます．

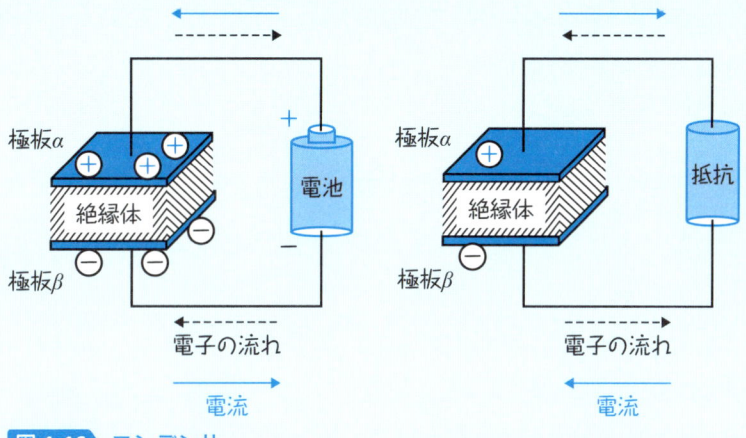

図 1-16　コンデンサー

コンデンサーは，伝導体である2枚の極板とその間の絶縁体からなる．電池と接続することでコンデンサーの極板に電気が蓄えられる．図では破線矢印で電子の流れを，実線矢印で電流の方向を示した．

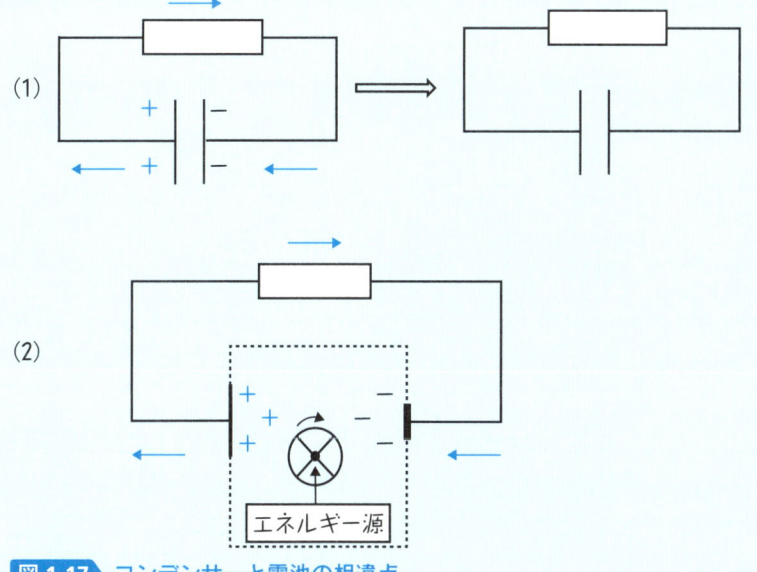

図 1-17　コンデンサーと電池の相違点

(1)コンデンサーは放電すると極板の電気がなくなる．(2)電池では他のエネルギー源から電気が供給されるため，電気を流し続けることができる．

column 1-2　コンデンサーと電池の相違点

　電池は自ら電位差を作り出すことができる電気素子です．何らかのエネルギー源を得て，そのエネルギーを電気エネルギー（電位差）に変換しているのが電池です．電池は，電気以外の他のエネルギーを電気エネルギーに変換する機構を備えているのです（図1-17(2)参照）．ハイブリッド車では，車の動き（運動エネルギー）を電気エネルギーに変換しています．この意味で電池は能動的な電気素子です．電池が自ら作り出す電位差のことを「起電力」と言い，これが電気回路に電流を流し続ける原動力（電気エネルギー）となります．コンデンサーにはエネルギー変換機構が備わっていません．このため，コンデンサーの極板に蓄えられた電気は，流れ出せば減るだけです．電池では電気が流れ出しても，他のエネルギー源から電気が供給され電流を流し続けることができます．以上がコンデンサーと電池の根本的な相違点です．

　では，細胞膜の膜電池は何をエネルギー源としているのでしょうか．それは細胞内外でのイオンの濃度差です．イオンは濃度の高い領域から低い領域へと移動していきます．このイオンが移動する力（拡散する力）がエネルギー源となって，これを電気エネルギーに変換しているのが膜電池です．この意味で膜電池は「濃淡電池」とも呼ばれます．

　生体電気現象の源は，このような膜電池にあります．電気回路において電池がなければ電流が流れず何ごとも起こらないことは，誰もが経験済みのことです．電池が消耗すれば，携帯電話で人と話すこともできなくなります．これと同様に，生体において膜電池がなければ生体電気現象は起こりません．静止膜電位をはじめとして，細胞膜が示す膜電位は，すべて膜電池に由来しています．膜電池の発生機序は第3章で詳しく解説します．

column 1-3　透過係数と膜抵抗値の関係

　透過係数と膜抵抗値の関係について説明しておきます．透過係数というのは，電解質溶液内にイオン移動の妨げとなるような障壁（たとえば細胞膜）があったとして，その障壁がどの程度イオンを「通過させやすいか」を表現した係数です．係数値が大きいほど，イオンは障壁を通過しやすくなります．一方，抵抗では，抵抗値が大きいと電流は流れにくくなり，流れる電流の強さは小さくなります．

　細胞膜のカリウムイオンに対する透過係数を P_K，ナトリウムイオンに対する透過係数を P_{Na} としましょう．細胞膜のカリウムイオンに対する抵抗値を R_K，ナトリウムイオンに対する抵抗値を R_{Na} とします．このとき，$P_K : P_{Na} = 1/R_K : 1/R_{Na}$ の関係が成立します．$P_K : P_{Na} = 1 : 0.04$ であれば，$R_K : R_{Na} = 1 : 25$ となります．つまり，細胞膜がカリウムイオンをナトリウムイオンより25倍透過させやすいとき（$P_K : P_{Na} = 1 : 0.04$ のとき）は，細胞膜のカリウム膜抵抗値（R_K）はナトリウム膜抵抗値（R_{Na}）の1/25になります．

文献

1) Hill B：*Ionic Channels of Excitable Membranes*. 2nd ed. pp59-82, Sinauer Associates, Sunderland, 1992
2) Hodgkin AL, Huxley AF：A quantitative description of membrane current and its application to conduction and excitation in nerve. *J Physiol* **117**：500-544, 1952

第1章　セルフアセスメント

正しいものには○を，誤っているものには×をつけてみましょう．

1. 静止膜電位は，細胞外を基準電位としたとき，細胞内陰性の電位である．（　）
2. 活動電位は，細胞外を基準電位としたとき，細胞内陽性の電位である．（　）
3. EPSPは，細胞外を基準電位としたとき，細胞内陽性の電位である．（　）
4. 脱分極とは，細胞外を基準電位としたとき，細胞内が静止膜電位より陰性の電位になることを意味する．（　）
5. 過分極とは，細胞外を基準電位としたとき，細胞内が静止膜電位より陰性の電位になることを意味する．（　）
6. 活動電位は軸索を伝導していくと振幅が低下する．（　）
7. 閾値とは，一定の大きさに達すると活動電位が発生する過分極電位のことをいう．（　）
8. 本書では活動電位を発生している細胞膜領域を活動膜と呼んでいる．（　）
9. 細胞膜はきわめて薄いので，細胞外に設置した電極で細胞内電位を測定することができる．（　）
10. イオンチャネルはすべてのイオン種を同程度に通過させる．（　）
11. 細胞膜には，細胞内へ陰極を向けたカリウム膜電池が存在する．（　）
12. 細胞膜には，細胞内へ陰極を向けたナトリウム膜電池が存在する．（　）
13. 細胞膜は脂質二重層からなり，そこにイオンチャネルが組み込まれている．（　）
14. 生体における容積伝導体とは，電解質溶液のことである．（　）
15. イオンチャネルは膜抵抗として機能する．（　）
16. 細胞膜の脂質二重層は膜コンデンサーとして機能する．（　）
17. イオンチャネルは膜電池として機能する．（　）
18. 細胞内のカリウムイオン濃度は細胞外より低い．（　）
19. 細胞内のナトリウムイオン濃度は細胞外より低い．（　）
20. 電池とコンデンサーは，どちらも極板に電気をためることができるので，電気回路上，両者を区別する必要はない．（　）

正答　1○　2○　3○　4×　5○　6×　7×　8○　9×　10×　11○　12×　13○　14○　15○　16○　17○　18×　19○　20×

第2章

生体電気現象を電気的等価回路で考えるために

- 本章では，①静電気学と動電気学，②オームの法則について解説します．動電気学とは聞き慣れない言葉ですが，静電気学の対語で，私たちが普段使用している電気回路を扱うものです．
- 静電気学と動電気学は同じ電気現象を扱っており同じ原理に基づいて理解できますが，両者が示す現象的な相違点を認識しておくことも重要です．
- その相違点とは，静電気学と動電気学では，電荷の動く方向と電位変化の方向が逆になるということです．

1 静電気学と動電気学

静電気学と動電気学では電位変化の方向が逆になる

　物体にたまったまま動かない電気を**静電気**と言い，そのときの電位や電荷の振る舞いを扱うのが静電気学です．それに対し，電流のように動いている電気を**動電気**と言います．静電気学も動電気学も同じ電気現象を扱っているので，両者は深いところで繋がっていますが，電位変化の方向に関して言えば，現象的には逆になります．**静電気学では陽性電荷が移動していった先が陽性電位を示しますが，動電気学では陽性電荷が流れていった先のほうが電位は低くなります**（図 2-1）．現象的には電位変化の方向が逆になるのです．この違いを認識しておくことが，膜電位の変化について考えるうえで大変重要となります．

電荷等用語の説明

　はじめに，「電気」と「電荷」について用語上の解説をしておきます．電気とは何かと問われても答えることはできません．自然界には電気と言われる現象が存在すると認めるほかありません．電気を帯びた粒子のことを「荷電粒子」あるいは単に「電荷」と言います．さら

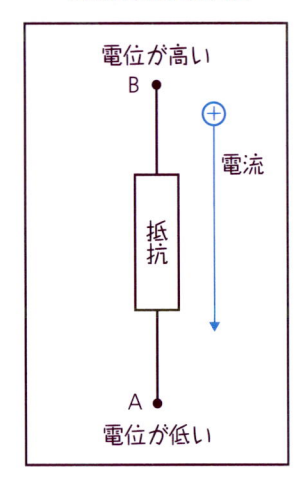

図 2-1　静電気学と動電気学における電位変化の相違
(1)静電気学的状況．(1a)電気的に中性の導体．(1b)電気的に中性の導体に陽性電荷を送り込むと，導体は陽性に帯電する．静電気学的状況では，陽性電荷の動いていった先が陽性電位となる．(2)動電気学的状況．抵抗の中を陽性電荷（電流）が通り抜けている．動電気学的状況では，陽性電荷が動いていった先（A点）のほうがB点より電位が低くなる．

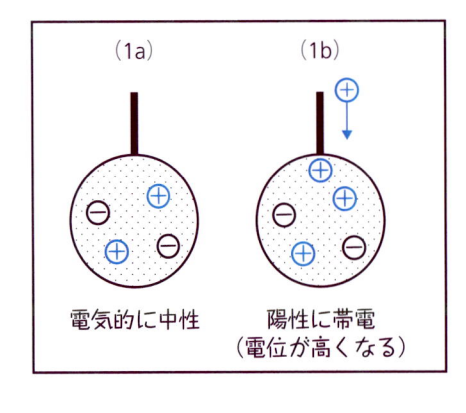

に電気の量のことを「電気量」あるいは単に「電荷」と言います．つまり電荷は，荷電粒子の意味にも電気量の意味にも用いられます．本書が扱うイオンは，それ自体が荷電粒子です．カリウムイオンとナトリウムイオンは1価の陽イオン（陽性電荷）であり，塩素は1価の陰イオン（陰性電荷）です．1価とは，1個の陽子あるいは1個の電子が持つ電気量と同じ電気量を持っているという意味です．1個の陽子と1個の電子は陽陰逆の電気を持っていますが，電気量の絶対値は等しくなっています．これを「電気素量」と言います．したがって，1価のイオンとは電気素量1個分の電気量を持ったイオン（荷電粒子）の意味です．本書では，電荷という語を，「電気を帯びた粒子」の意味で用いたり「電気量」の意味で用いたりしていますが，区別する必要があるときは「荷電粒子」あるいは「電気量」と記載しました．

静電気学的状況

さて，静電気学では，陽性電気量と陰性電気量にアンバランスを来した状態を扱います．このアンバランス状態を「帯電状態」と言います．図2-1(1)を見てください．(1a)には，電気的に中性の状態にある導体を描きました．導体を構成している陽子（陽性電荷）と電子（陰性電荷）の数は等しく「電気的に中性」となっています．この導体に何らかの方法で陽性の荷電粒子を送り込んだとします．それが図の(1b)です．この状態では，陽性電荷が導体に流入しそこにとどまります．つまり「帯電」します．導体の陽性電気量が陰性電気量より多くなり，電気的中性の状態が破られています．このようにして，静電気学的状況では，陽性の荷電粒子が流れていった先の導体が陽性電位を示すことになります．

動電気学的状況

一方，動電気学ではどうでしょうか．図2-1(2)を見てください．抵抗に電流が流れているところを示しました．電荷は抵抗器に帯電せず通り抜けていきます．このときの電位変化は静電気学と逆になります．陽性電荷が流れていった先のA点の電位は，陽性電荷が流れ出したB点の電位より低くなります．この点が静電気学と動電気学との相違点です．静電気学的状況と動電気学的状況では，「陽性電荷の動きから想定される電位変化の方向が逆になる」わけです．

生体電気現象を理解するには，静電気学的な見方と動電気学的な見方の両方からアプローチする必要があります．細胞膜には膜電池が存在しています．膜電池の発生機序自体は静電気学的に考察されます．一方，膜電位の変化や活動電位（action potential）の発生機序，および，興奮性シナプス後電位（EPSP）の発生機序は動電気学的に考察されます．活動電位やEPSPの発生機序を，「陽性電荷の流れていった先が陽性電位を示す」といった静電気学的発想で考えると，さまざまな矛盾に遭遇することになります．

2 抵抗を流れる電流

抵抗自体は電気的に中性だが，電流が流れると電位差が出現する

　もう少し詳しく，抵抗に電流が流れた場合について考えておきましょう．通常の電気回路に電流が流れるとき，電流の実体は電子です．何度か言及してきたように，電流の方向は陰性電荷である電子の流れる方向と逆と定義されています．したがって，電流の方向は，陰性電荷の動く方向とは逆になり，陽性電荷の動く方向と一致します．

　さて，抵抗自体は，静電気学的意味合いにおいて，電気的に中性です．抵抗を構成している原子は，陽性電荷（陽子）の数と陰性電荷（電子）の数が等しくなっています（図 2-2(1)）．つまり帯電していません．ここで抵抗に電池をつないだとしましょう（図 2-2(2)）．電池の陰極から電子が抵抗の領域(C)へ流入します．このとき，同時に領域(C)にあった電子は領域(B)へ移動していきます．さらに，領域(B)の電子は領域(A)へ移行し，領域(A)の電子は電池の陽極に吸収されます．これら各領域で電子は「同時に」移動します．**電池がつながれた瞬間，回路内の全ての領域で電子は「いっせいに」動き出します**（この点に関しては

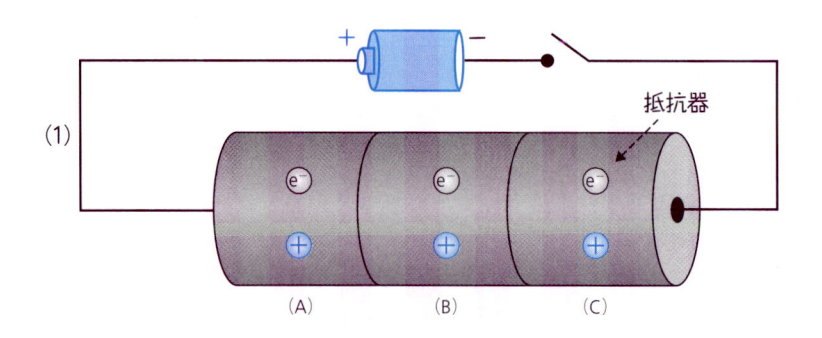

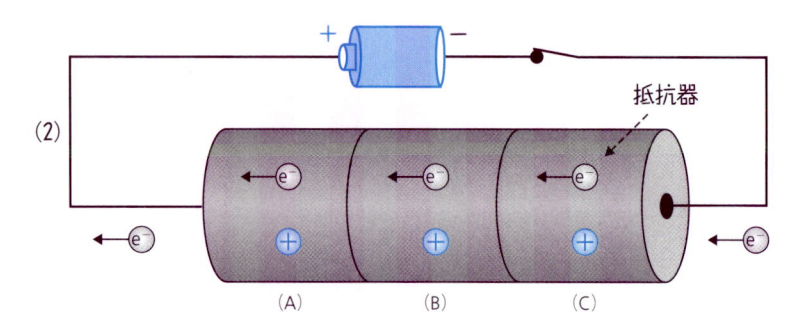

図 2-2　抵抗と電流
(1)では抵抗に電流は流れていない．抵抗器は同数の陽性電荷（陽子）と陰性電荷（電子）からなり電気的に中性である．(2)では抵抗器に電流が流れている．図には電子（陰性電荷）の動きを記したが，電流が流れる方向は陰性電荷が動く方向と逆と定義されている．電流が流れても抵抗器自体は電気的中性の状態にとどまる．◉は電子を表す．

p.38 column 2-1 をご参照ください）．このため，抵抗内に電荷の蓄積（帯電）は起こりません．抵抗自体は電子が動いても電気的中性の状態にとどまっています．

　以上のことを電流で言い直せば，電池の陽極から電流が流れ出すと，それと同時に，電流が，抵抗の中を領域 A から領域 B を経て領域 C へと流れていきます．さらに，抵抗から出た電流は電池の陰極へと流入していくことになります．このとき，電流が抵抗から流出する部位（C 側）のほうが，電流が抵抗へ流入する部位（A 側）より電位が低くなります．電池と抵抗からなる電気回路では，電池の極板を除けば，すべての領域が電気的中性の状態を維持しています．それにもかかわらず抵抗両端に電位差が出現するのです．電流の流れる方向，つまり，陽性電荷が動いていく方向に電位は低下していきます．これをオームの法則における「電圧降下の原理」と言います．

3 オームの法則と電圧降下の原理

オームの法則

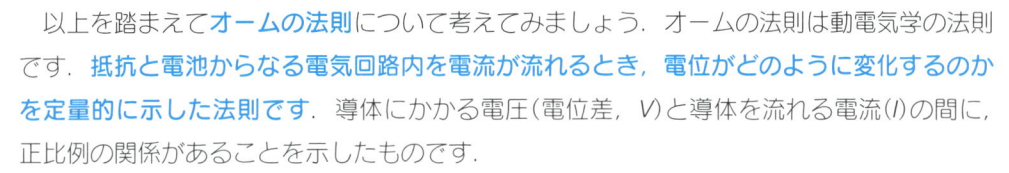

　以上を踏まえてオームの法則について考えてみましょう．オームの法則は動電気学の法則です．抵抗と電池からなる電気回路内を電流が流れるとき，電位がどのように変化するのかを定量的に示した法則です．導体にかかる電圧（電位差，V）と導体を流れる電流（I）の間に，正比例の関係があることを示したものです．

　オームの法則は $V = I \times R$ で表されます（図2-3）．ここに R は電気抵抗の値で単位はΩ（オーム）です．I は抵抗を流れる電流の強さで単位は A（アンペア）です．V は抵抗器両端の電位差（電圧）で単位は V（ボルト）です．$V = IR$ は，抵抗値 R の抵抗器に，強さ I の電流が流れると，抵抗器両端の電位差が V になることを示しています．この式には直接現れていませんが，電流は電位の高いほうから低いほうへ向かって流れていきます．逆に，図2-1（2）に示したように，電流が B 点から A 点へ向かって流れていることがわかれば，B 点のほうが A 点より電位が高いと結論できます．

電圧降下の原理

　電流の流れていく方向に電位が低下していく現象を，「電圧降下」ということは先ほど記したとおりです．正確には「電位降下」と言うほうが正しいのですが，通常，電圧降下と呼ばれています．電圧とは 2 点間の電位差のことですから，電圧降下と言えば，「2 点間の電位差が降下する」あるいは「電位差が小さくなる」と考えられるかもしれませんが，そういう意味ではありません．

　静電気学では，陽性電荷が動いていった先で帯電現象が生じ，このため，その部分の電位

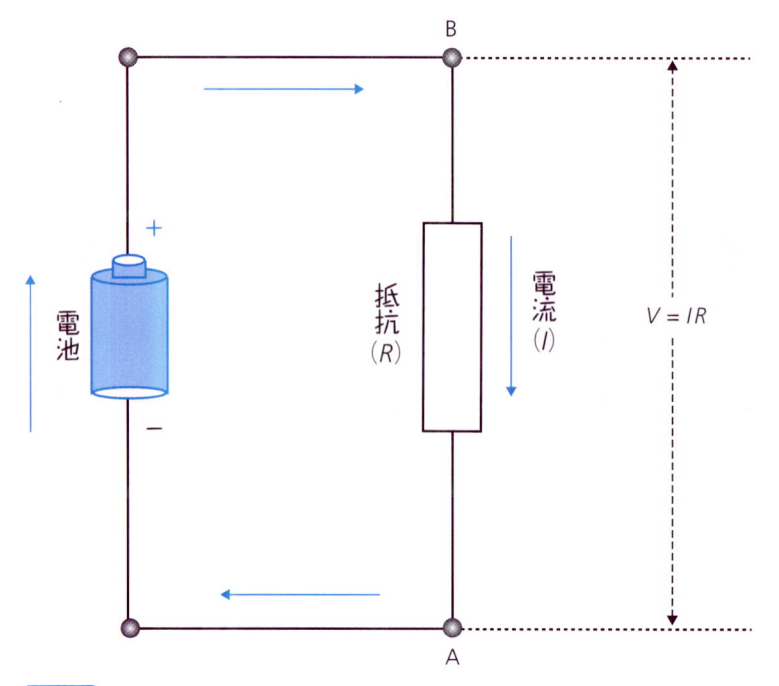

図 2-3 オームの法則を説明するための電気回路

電気回路を電流が流れている．回路右側の抵抗器の値を R，回路を流れる電流の強さを I とすれば，A 点と B 点間の電位差（電圧 V）は $V = IR$ で表される．

は高くなり陽性電位を示しました．動電気学では，陽性電荷は抵抗の中を素通りするだけで帯電は生じません．そして，電位は，陽性電荷が流れていった先のほうが低くなります．くどいようですが，帯電現象を扱う静電気学と電流を扱う動電気学の，この相違点を十分に確認しておいてください．

抵抗のみからなる回路での電圧降下

電圧降下の原理についてもう少し具体的に考えてみましょう．**図 2-4** を見てください．この図は電気回路の一部を取り出したもので，図示していない外部電源から図示した抵抗に電流を流しているものと考えてください．いずれの回路でも B 点を基準電位（0 mV）とし，A 点の電位を測定したとします．このように B 点を基準電位とした A 点の電位を，今後，V_{A-B} と表記します．(a)では，B 点から A 点へ向けて電流が流れています．電圧降下の原理にしたがって，抵抗部で電圧降下が起こります．したがって，A 点は陰性電位を示します．つまり $V_{A-B} < 0$ mV となります．(b)では電流が逆方向に流れています．電圧降下の原理にしたがって A 点のほうが B 点より電位が高くなります．したがって，A 点は陽性電位を示します．つまり $V_{A-B} > 0$ mV となります．(c)では電流が流れていません．$V=IR$ において $I=0$ ですから $V=0$ となります．したがって，抵抗部で電圧降下は起こらず，抵抗両端の A 点と B 点は等電位となります．つまり $V_{A-B} = 0$ mV となります．(d)では電流が流れていますが，A 点と

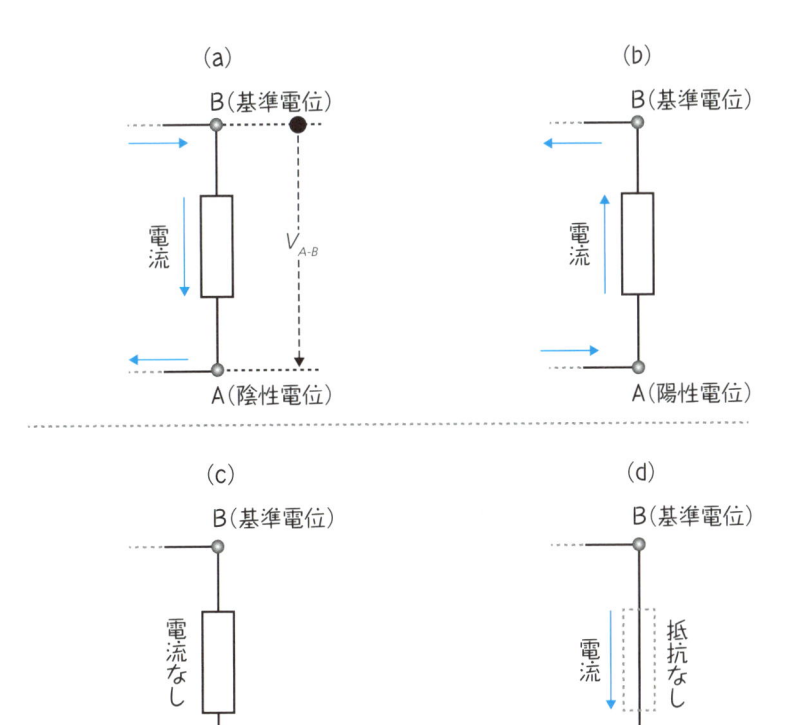

図 2-4 抵抗のみからなる回路における電圧降下の原理

V_{A-B} は B 点を基準電位（0 mV）としたときの A 点の電位を表す．詳細は本文参照．

B 点間には抵抗が存在しません．したがって，A 点の電位は B 点の電位と等しくなります．つまり $V_{A-B}=0$ mV となります．

電池を含む回路での電圧降下

次に，図 2-5 を見てください．図 2-4 に電池を挿入したものです．電池の起電力の絶対値を 90 mV としておきます．図では B 点を基準電位としているため，電池の起電力を陰性（−90 mV）で表示しています．まず図の(c)を見てください．ここでは電流が流れていないので抵抗部での電圧降下はありません．したがって，B 点を基準とした A 点の電位（V_{A-B}）は，電池の起電力に等しく−90 mV になります．(d)では抵抗がありません．したがって，B 点を基準とした A 点の電位は，やはり，電池の起電力に等しく−90 mV になります．

さて(a)では抵抗部で電位が低下します．したがって，A 点の電位は電池の起電力より陰性となります．図ではその値を仮に−100 mV としておきました．最後に(b)では，A 点から B 点へ電流が流れていますから，B 点を基準として見れば抵抗部で電位上昇が起こっています．したがって，A 点の電位は電池の起電力より陽性となります．図ではその値を仮に−70 mV としておきました．

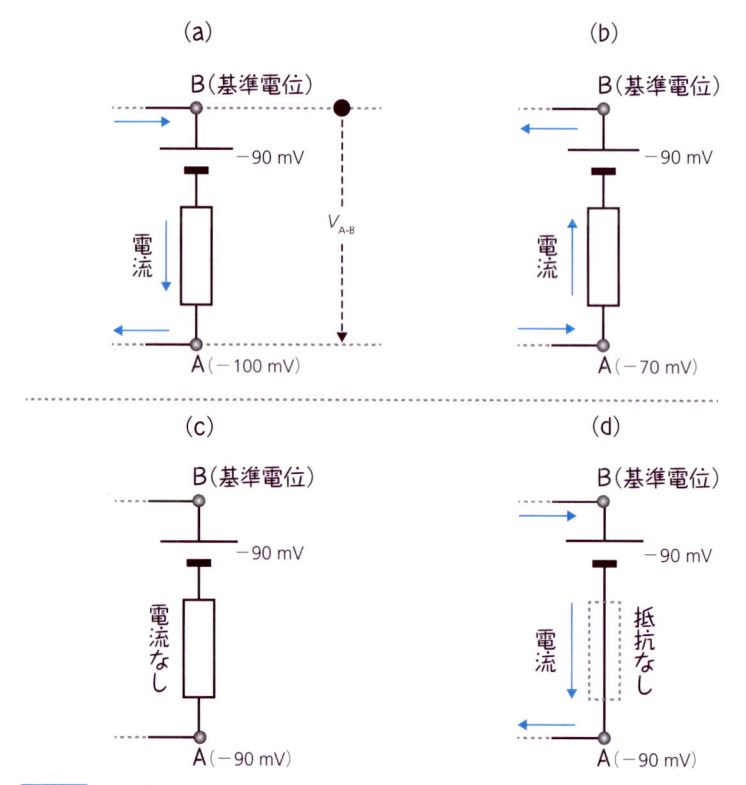

図 2-5 電池を組み込んだ回路における電圧降下の原理

図 2-4 に電池を組み込んでいる．B 点を基準電位（0 mV）としたときの A 点の電位を測定するものとする．電池の起電力表示も，B 点を基準としているため陰性表示（− 90 mV）とした．(d)での破線の抵抗器は，抵抗値 0〔Ω〕の抵抗器を示す．なお，図示した電池と抵抗は図 2-4 と同様，電気回路の一部を書き出したものである．外部の電源から図示した方向の電流を流しているものと考える．

リード線効果

　図 2-5(c)は，「電圧降下の原理」とともに，オームの法則から導出される極めて重要な原理（系, corollary）を示しています．そこで(c)についてもう少し解説しておきます．図 2-5(c)のように，電流が流れていない抵抗では，抵抗両端間に電位差は存在しません．これを，Cunningham らに倣って「リード線効果」と呼んでおきましょう[1]．電流が流れている閉回路から外部へ突出したリード線には電流が流れないからです．図 2-6 にその例を示しました．
　1.5 V の起電力を持つ乾電池と 3 個の抵抗からなる電気回路です．抵抗 1 は閉回路内に組み込まれています．抵抗 2 は B-D 間に存在し，抵抗 3 は A-C 間に存在しています．そして，これらは閉回路から突出したリード線になっています．このリード線部分に電流は流れません．したがって，抵抗 2 の両端間は等電位となります．つまり，B 点と D 点は同じ電位を示します．抵抗 3 の両端間も等電位となります．つまり，A 点と C 点は同じ電位を示します．このように「電流の流れていない抵抗では，抵抗両端の電位は等しくなる」というのがリード線効果の意味です．これは抵抗値の大きさに関係ありません．いかに大きな抵抗であれ小

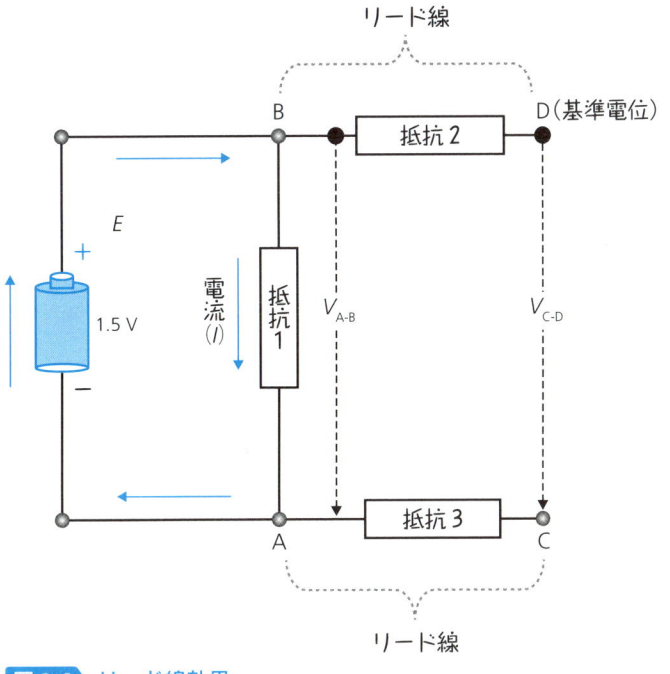

図 2-6 リード線効果

抵抗器 2 と抵抗器 3 は回路から突出したリード線となっている．抵抗器 2 と抵抗器 3 には電流が流れないので，B 点と D 点は等電位となり，A 点と C 点も等電位となる．V_{A-B}：B 点を基準としたときの A 点の電位，V_{C-D}：D 点を基準としたときの C 点の電位．電池の起電力の絶対値は 1.5 V であり，$V_{A-B} = V_{C-D} = -1.5$ V となる．

さな抵抗であれ抵抗値には関係なく，電流の流れていない抵抗の両端間には電位差が存在しません．このリード線効果は，今後，何度となく用いる考え方ですので，ここでしっかり理解しておいてください．

　では，この図で，D 点を基準電位とした場合，C 点の電位（V_{C-D}）はいくらになるでしょうか．B 点と D 点間には抵抗 2 が存在していますが，抵抗 2 には電流は流れていません．したがって，既述のように D 点と B 点は等電位です．同様にして C 点と A 点も等電位となります．以上から，D 点を基準電位としたときの C 点の電位（V_{C-D}）は，B 点を基準電位としたときの A 点の電位（V_{A-B}）に等しくなります（$V_{C-D} = V_{A-B}$）．V_{A-B} は電池の起電力と等しいので V_{C-D} の値は －1.5 V となります．B 点を基準とした A 点の電位（V_{A-B}）が負の値となるのは，電池の陽極側（B 点側）を基準電位（0 mV）としているためです．これは，電流が抵抗 1 を B 点から A 点へ向かって流れていることと対応します．A 点のほうが B 点より電位は低く，A 点の電位は陰性となります（図 2-4（a）参照）．

4 抵抗の並列回路と合成抵抗

2つの抵抗値が異なる場合

次に，並列配置された2個の抵抗を，1個の等価な合成抵抗に置き換える場合を考えます（図2-7）．以下に記すことは第4章で細胞膜の簡略化モデルを考える時に用います．

いま2個の抵抗(器)があったとしましょう．1個目を抵抗1，2個目を抵抗2とします．抵抗1の大きさ(抵抗値)を R_1，抵抗2の抵抗値を R_2 とします．そのうえで，$R_1:R_2=1:0.05$ と仮定します．つまり，抵抗1のほうが抵抗2より20倍大きな抵抗値を持っているとします．このとき，並列配置された抵抗1と抵抗2を，1個の等価な合成抵抗Sに置き換える場合，合成抵抗Sの抵抗値(R_S)はいくらになるのかというのが，ここでの問題です．結論を言えば，$R_S \fallingdotseq R_2$ となります．つまり，合成抵抗の値は，小さいほうの抵抗値で近似されます．なぜそうなるかは以下の［2-1］式からわかります．

並列に配置された抵抗器の合成抵抗値を求める公式は以下の通りです．

$$\frac{1}{R_S}=\frac{1}{R_1}+\frac{1}{R_2} \qquad [2\text{-}1]$$

ここで，$R_1:R_2=1:0.05$ ですから $R_1=20R_2$ となります．したがって，

$$\frac{1}{R_S}=\frac{1}{R_1}+\frac{1}{R_2}=\frac{1}{20R_2}+\frac{1}{R_2}=\frac{21}{20R_2} \qquad [2\text{-}2]$$

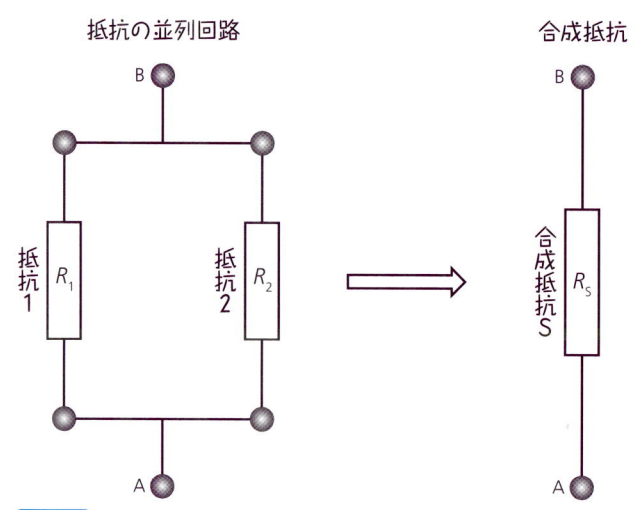

図2-7 抵抗の並列回路と合成抵抗

2個の抵抗(抵抗1と抵抗2)を1個の等価な合成抵抗Sに置き換えた場合．抵抗1の抵抗値を R_1，抵抗2の抵抗値を R_2，合成抵抗Sの抵抗値を R_S とする．本文では，$R_1:R_2=1:0.05$ とした．この時，合成抵抗の値(R_S)は小さいほうの抵抗値(R_2)で近似される．

となり，$R_S \fallingdotseq 0.95R_2$ になります．つまり，合成抵抗値 R_S は，抵抗値の低い R_2 とほぼ等しい値となります．ここから，2個の抵抗からなる並列回路で，それぞれの抵抗値を R_1 と R_2 として，$R_1 \gg R_2$ の関係が成立しているとすれば，合成抵抗値 R_S は抵抗値の小さい R_2 で近似され，抵抗2(R_2) 1個の抵抗からなる回路として近似的に表せることがわかります．

複数の抵抗の抵抗値が等しい場合

もう1点，[2-1]式からわかることを追加しておきます．[2-1]式で，$R_1 = R_2 = R$ としてみます．すると，合成抵抗値 R_S は $R/2$ になることがわかります．つまり合成抵抗値 R_S は元の抵抗値 R の半分になります．同じ抵抗値(R)の抵抗が数多く並列配置されていたとすれば，合成抵抗値はさらに小さくなります．100個の並列抵抗の場合，[2-1]式は[2-3]式のように拡張されます．

$$\frac{1}{R_S} = \frac{1}{R_1} + \frac{1}{R_2} + \frac{1}{R_3} \cdots + \frac{1}{R_{100}} \quad [2\text{-}3]$$

ここで，$R_1 = R_2 = R_3 = \cdots = R_{100} = R$ とすれば，合成抵抗値 R_S は元の抵抗値 R の1/100まで低下します．

神経細胞膜や筋細胞膜には，膜電位が閾値以上に脱分極することによって開く，多くのナトリウムチャネルが存在しています．このナトリウムチャネルは，「電圧依存性ナトリウムチャネル」とか「電位依存性ナトリウムチャネル」(voltage-gated sodium channel)と呼ばれています．これらのチャネルはナトリウムイオンに対する膜抵抗として機能しますが，細胞膜に並列に配置されています．そこで，それまで閉じていた多くのナトリウムチャネルがいっせいに開孔したとすれば，[2-3]式から，細胞膜のナトリウムイオンに対する合成膜抵抗値が劇的に小さくなることがわかります．

5 同じ起電力を持つ電池の並列回路

複数の電池の起電力が等しい場合の合成起電力

次に，同じ起電力を持った複数の電池が並列に配置されているとき，それを1個の等価な合成電池で表すとした場合，その起電力はいくらになるのか考えておきましょう（図2-8）．答えは簡単です．このときの合成電池の起電力は元の電池の起電力と等しくなります．元の電池の起電力を1.5 Vとすれば，合成電池の起電力も1.5 Vになります．これは元の電池がいくつあっても構いません．100個の電池が並列に配置されていても，合成電池の起電力は1.5 Vです．

細胞膜には，多くのカリウムチャネルが存在しています．これら各カリウムチャネルはそ

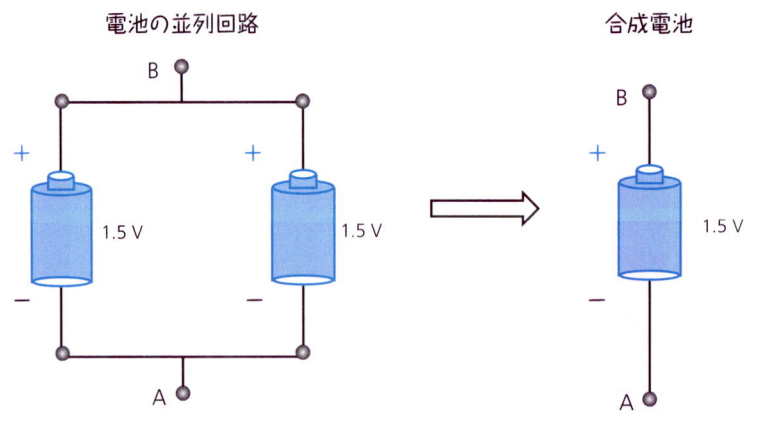

図2-8 同じ起電力を持つ電池の並列回路
同じ起電力(1.5 V)を持つ2個の電池を1個の等価な合成電池で表現した場合，合成電池の起電力も1.5 Vである．

れぞれ膜電池(カリウム膜電池)を構成しており，その起電力は相互に等しくなっています．これら多くの膜電池は細胞膜に並列に存在しているため，これらを1個の膜電池に合成したとすれば，その合成膜電池の起電力は1個のカリウムチャネルが持つ起電力に等しくなります．

6 合成イオンチャネル

たくさんのイオンチャネルをそのまま扱うことはできません．そこで多くのイオンチャネルを1個のイオンチャネルに合成し簡略化することが必要となります．いわば一種の理念化したイオンチャネルを想定するわけです．

合成カリウムチャネル

細胞膜には，多くのイオンチャネルが並列配置されて存在しています．図2-9 上段には細胞膜に5個のカリウムチャネルが接近して併存している様子を示しました．5個のカリウムチャネルは，それぞれが膜電池であり膜抵抗でもあります．これらカリウムチャネルの膜電池の起電力は互いに等しく，膜抵抗も互いに等しくなっています．次章(第3章)で解説しますが，**カリウムチャネルは細胞内陰性―細胞外陽性の膜電池を形成します**．そこで，図2-9 上段に示した5個のカリウムチャネルの起電力を，細胞外を基準電位として－90 mVとしておきます．5個のカリウムチャネルを1個のカリウムチャネルに合成して表示したものが，図2-9 下段です．第2章-5で解説したように，このような合成カリウムチャネルでは，その起電力は元の1個のカリウムチャネルの起電力と等しくなります．今の場合，－90 mVで

図 2-9 ▶ 5個のカリウムチャネルを1個のカリウムチャネルに合成した場合

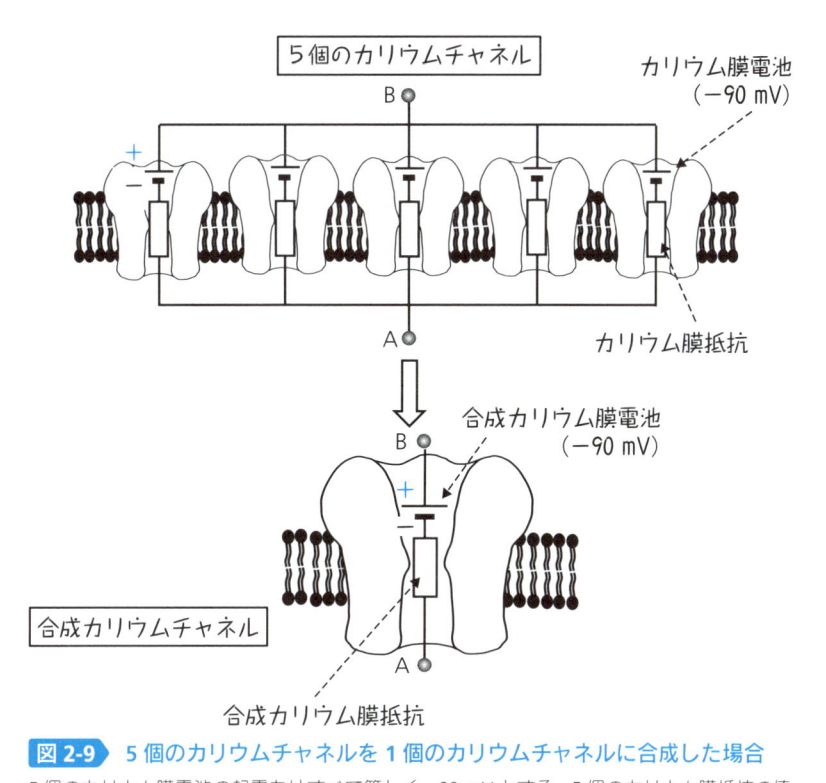

5個のカリウム膜電池の起電力はすべて等しく−90 mVとする．5個のカリウム膜抵抗の値も相互に等しいとする．合成カリウム膜電池の起電力は−90 mVとなり元の各カリウムチャネルの起電力（−90 mV）に等しい．合成カリウムチャネルの抵抗値（合成カリウム膜抵抗値）は，元のカリウム膜抵抗値の 1/5 になる．B点側は細胞外を，A点側は細胞内を意味する．

す．一方，合成膜抵抗値は，第2章-4で解説したように，元の1個のカリウムチャネルの膜抵抗値の 1/5 になります．もし100個のカリウムチャネルが存在したとすれば，合成カリウムチャネルの膜抵抗値は 1/100 まで低下することになります．

column 2-1　電気信号が伝わる速度

　溶液内でのイオンの移動速度はきわめて遅いものです．電線の中を伝わる電流では電子が動いていますが，電子が電線に沿って移動する速度もカタツムリが歩く速度と比べられるほど遅いものです．電子のように小さいものでさえ，移動速度はこれほど遅いのですから，大きなイオンの移動速度はもっと遅いと考えられます．ではどのようして電気信号は高速で伝わっていくのでしょうか．電池の極板が作り出す「**電場**」が光速に近い速度で伝わっていくからです．電場とは「電池の極板に帯電した電荷が，周囲の空間に作り出す電気的な力」といったほどの意味です．詳細は電磁気学の教科書をご参照ください．

　ここで一列に輪をなして並んでいる多くの人がいたとします（図2-10）．当初は，誰も動いていません．このとき笛が吹かれたとしましょう．この笛の音を合図に，全員がいっせいに歩き出します．遅れはありません．個々の人が歩く速度がたとえどんなに遅くても，人の輪は回り出します．笛が電池に相当し，笛の音は電場に相当し，人は電子やイオンに相当するというわけです．

　笛が鳴ると，ある一人の人が歩き出し，前の人を押すので次の人が歩き出す，といった「ところてん方式」ではありません．全員がいっせいに歩き出します．人の歩く速度は遅くとも，輪の中の人は全員，同時に歩き出します．「歩け」という情報は，笛の音と同時にすべての人に伝わっています．電気回路においても同様です．光速に近い速度で伝わる電場の力を受けて，電気回路内の電子はいっせいに動き出します．このため，電気現象は高速で伝わっていくことになります．山奥の水力発電所のスイッチが入れば，瞬時に，遠く離れた町の街灯に灯がともるというわけです．

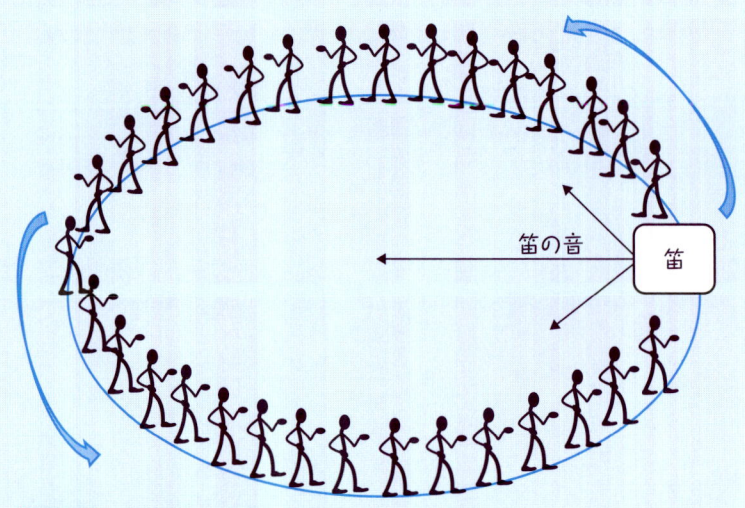

図 2-10　電気信号が高速で伝わることの説明図
人の輪が笛の音によっていっせいに動き出すところを示した．輪の中の個々人が歩く速度は遅くても，笛の音に反応して個々人がいっせいに動き出すとすれば，人の輪は笛の音が鳴るのと同時に回り出す．人に相当するのが電子である．笛の音に相当するのが電場であり，電場は光速に近い速度で伝わっていく．笛は電池に相当する．

文献

1) Cunningham K, Halliday AM, Jones SJ : Simulation of 'stationary' SAP and SEP phenomena by 2-dimensional potential field modeling. *Electroencephalogr Clin Neurophysiol* **65** : 416-428, 1986

第2章 セルフアセスメント

正しいものには○を，誤っているものには×をつけてみましょう．

1. ナトリウムイオンは1価の陰イオンである． （ ）
2. 塩素イオンは1価の陰イオンである． （ ）
3. 静電気学的状況では，陽性電荷が移動していった領域が陽性となる． （ ）
4. 電気回路では電流が流れていった方向に電位が低下する． （ ）
5. 電流の方向は電子の動く方向と同じである． （ ）
6. B点からA点へ向かって抵抗の中を電流が流れているとき，A点のほうが電位が高くなる． （ ）
7. 電気回路における抵抗は電気的に中性である． （ ）
8. 電気回路では電流が流れると抵抗器は帯電する． （ ）
9. 抵抗値が大きい抵抗器では，電流が流れていない状態でも抵抗器両端に電位差が存在する． （ ）
10. 複数の抵抗を並列配置すると全体としての抵抗値は小さくなる． （ ）
11. 抵抗値 R_1 の抵抗と抵抗値 R_2 の抵抗が並列配置されている回路において，$R_1 \ll R_2$ の関係があるとき，合成抵抗値は R_1 で近似できる． （ ）
12. 2個の同じ起電力を持つ電池を並列配置すると，全体としての起電力は2倍になる． （ ）
13. 電気回路内では，電子は電線内を電流が流れる方向と逆方向に光速に近い速度で移動している． （ ）

正答 1 × 2 ○ 3 ○ 4 ○ 5 × 6 × 7 ○ 8 × 9 × 10 ○ 11 ○ 12 × 13 ×

第3章

コンパートメントモデルによる膜電池の発生機序

─膜が1種類のイオンのみを通過させる場合─

🖊 電気回路に電流が流れるためには，電流を流すための駆動力（エネルギー源）が必要です．それが電池の「起電力」です．生体では，細胞膜に存在する膜電池の起電力が，生体に電流が流れるための駆動力となっています．

🖊 膜電池の発生機序の説明原理は静電気学（帯電現象）に依拠しています．

🖊 本章では，膜が1種類のイオンのみを通過させる場合について，主としてカリウムイオンを例にとって膜電池の発生機序を説明します．その後でナトリウムイオンの場合についても簡単に言及します．

🖊 カリウム膜電池に関しては，図3-5と図3-8が本章の結論です．膜を挟んで電気二重層ができ，それがコンパートメント間の電位差を作り出すこと（図3-5），それぞれのコンパートメント内部の電位は等電位となって，電位差は膜を挟んでのみ発生すること（図3-8）を示しています．

🖊 次章（第4章）以降では，電池を，電気回路内の1つの部品として動電気学的に扱います．このときは，電池の静電気学的な発生機序を無視して，電池を単純に「起電力」とみなすことになります．

1 カリウム膜電池におけるイオンの動き

コンパートメントモデル

　この節では，膜にカリウムイオンだけを通過させる膜孔（カリウムチャネル）のみが存在する場合について考えます．この状態で発生する膜電池を「**カリウム膜電池**」と呼びます．

　隔壁(膜)で仕切った2つのコンパートメントAとBがあったとします．はじめは，隔壁(膜)に孔が開いていないとしましょう．コンパートメントAに高濃度の塩化カリウム(KCl)溶液を入れたとします．このとき，カリウムイオン(K^+)の総数と塩素イオン(Cl^-)の総数は等しく，溶液は電気的に中性となっています．私たちが作り出すことができる電解質溶液は，このように，陽性電荷数と陰性電荷数が等しい溶液です．特殊な操作を行うことなく，最初から電気的に中性でない帯電した溶液を作り出すことはできません．

　次に，コンパートメントBには，低濃度の塩化カリウム(KCl)溶液を入れたとします．この溶液も電気的に中性です(図 3-1)．コンパートメントモデルでは，細胞外，細胞内といった想定は不要ですが，ここでは，コンパートメントAでカリウムイオン濃度が高く，Bでは低いとしました．したがって，コンパートメントAを細胞内，Bを細胞外とみなすことができます．以下では，**コンパートメントAを細胞内，Bを細胞外**とみなしながら読み進めてほ

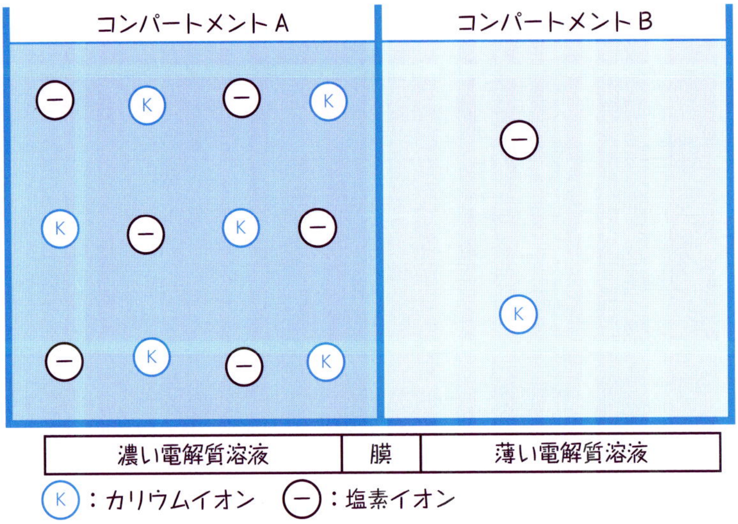

図 3-1 ▶ 濃度の異なる塩化カリウム(KCl)溶液
コンパートメントAに高濃度の塩化カリウム溶液を入れ，コンパートメントBに低濃度の塩化カリウム溶液が入れたところ．両コンパートメントは隔壁(膜)で仕切られており，膜にはイオンチャネルが存在しないとした．各コンパートメント内の溶液は電気的に中性の状態にあり帯電していない．

しいと思います．

　なお実際の細胞では，細胞内の塩素イオン濃度は，細胞外よりかなり低くなっています．細胞外では 123 mM で細胞内では 4.2 mM です．これは，細胞内には，塩素イオンのかわりに，陰性に帯電した多くのタンパク分子が存在するためです．タンパク分子は細胞膜のイオンチャネルを通過できません．ここで考えているコンパートメントモデルでは，このようなタンパク分子を無視していますが，膜電池の発生機序を理解するうえで問題はないと思います．

カリウムチャネルの導入でコンパートメント内は帯電する

　ここで，コンパートメントを隔てている隔壁（膜）に，カリウムイオンだけを透過させるカリウムチャネルを挿入し，カリウムイオンだけが通過できる膜孔を作ったとします（図 3-2）．すると，濃度差に従って，カリウムイオンがコンパートメント A から B へ進入していきます．たとえば［1］で示したカリウムイオンが，膜を透過してコンパートメント B 内へ入り込んだとします．この段階では，カリウムイオンを移動させる力は，コンパートメント間の濃度差しかありません．それを図 3-2 の下に［a］として示しました．一方，塩素イオンは膜孔を透過できないので，コンパートメント A 内に残留します．ここに電気的中性の状態が破られます．コンパートメント B は，膜を透過してきたカリウムイオン（陽イオン）［1］によって陽性に帯電します．一方，コンパートメント A は，残留した塩素イオン（陰イオン）によって陰性に帯電します（図 3-3）．陽性電荷であるカリウムイオンが移動していった先が陽性電

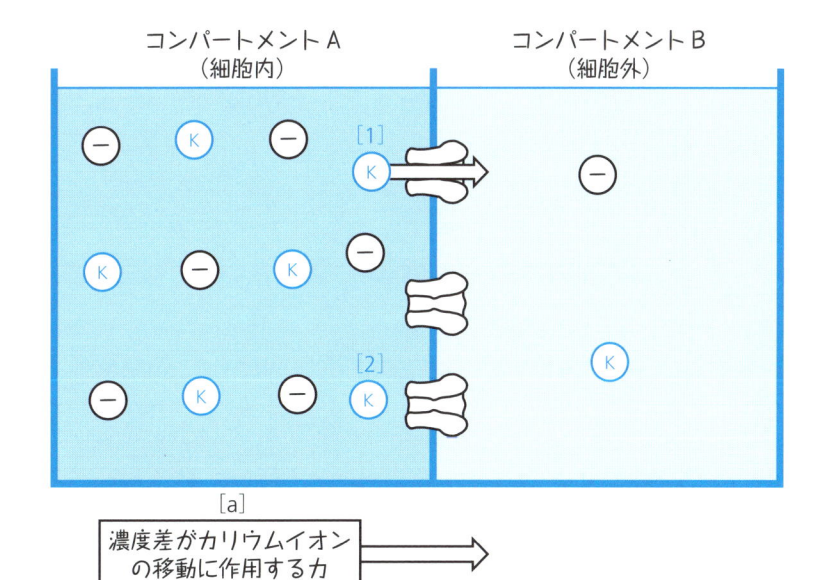

図 3-2　隔壁（膜）にカリウムチャネルだけが存在する場合

濃度差にしたがって，コンパートメント A 内のカリウムイオン［1］が，コンパートメント A から B 内へ移動している．以降の図では，カリウムイオン濃度の高いコンパートメント A を細胞内，カリウムイオン濃度の低いコンパートメント B を細胞外と想定する．

位となるので，これが静電気学的状態であることは理解していただけるでしょう．コンパートメント B へ進入した陽イオン（カリウムイオン）は，コンパートメント B 内にとどまり外へ流れ去ることができません．コンパートメント A に残留した陰イオン（塩素イオン）もコンパートメント A にとどまっています．つまり**帯電現象**が生じているのです．

コンパートメント内の帯電がイオン移動に及ぼす影響

さてこの状態で引き続き，濃度差に従ってカリウムイオンがコンパートメント A から B へ進入しようとしたとしましょう．図 3-3 の［2］で示したカリウムイオンをそのイオンとします．このときは，初期状態（両コンパートメントが電気的中性の状態にあったとき）と比較して，カリウムイオン［2］の動きは抑制されます．それは，コンパートメント A が陰性に帯電し，コンパートメント B が陽性に帯電しているからです．コンパートメント A の陰性電位は，陽イオンであるカリウムイオン［2］の動きを，電気的な引力によって引きとめるように作用し，コンパートメント B の陽性電位はカリウムイオン［2］のコンパートメント B 内への進入を，電気的な反発力によって妨げるからです．つまり電気的な力は，カリウムイオン［2］をコンパートメント B から A へ移動させる方向に作用しています．したがっ

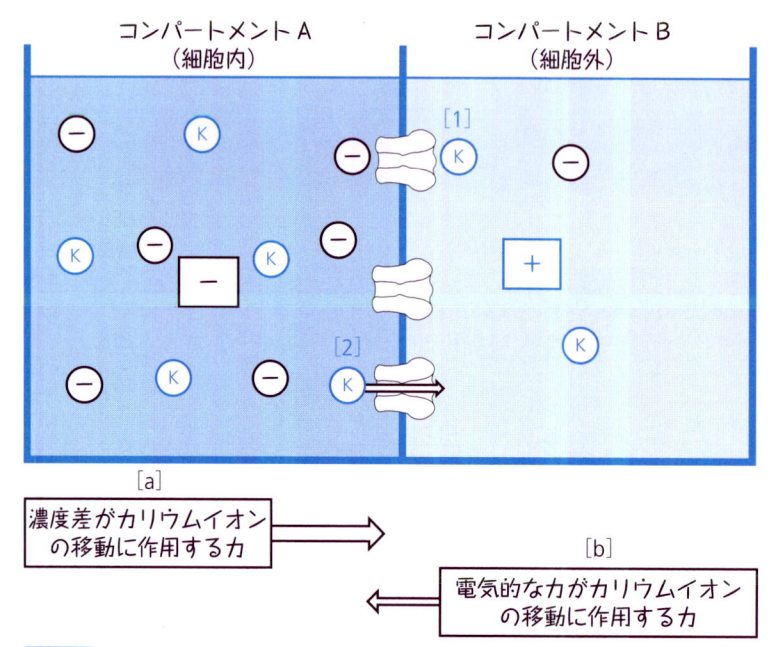

図 3-3 電解質溶液の電気的中性が崩れた状態

カリウムイオン［1］がコンパートメント B 内への進入を完了している．コンパートメント B 内ではカリウムイオンが 2 個に増え，陰イオンは 1 個のままである．このためコンパートメント B は陽性に帯電する．一方，コンパートメント A 内では，カリウムイオンは 5 個に減り塩素イオンは 6 個のままである．このためコンパートメント A は陰性に帯電する．この電位によって，陽イオンであるカリウムイオン［2］がコンパートメント B へ移動しようとする動きは抑制される．図下段に，［a］濃度差がカリウムイオンの移動に作用する力と，［b］電気的な力がカリウムイオンの移動に作用する力を示す．図示した状態では，濃度差の力（［a］）が電気的な力（［b］）より勝っていることを矢印の太さで示した．

て，カリウムイオン［2］には2つの力が作用しています．1つは，濃度差によってカリウムイオンがコンパートメントAからBへ移動しようとする力です．それを図3-3の下段に［a］として表示しました．もう1つは逆向きの力で，電気的な力がカリウムイオンをコンパートメントBからAへ移動させようとする力です．それを図3-3下段に［b］として表示しました．

それでも，まだ，［a］の濃度差の力のほうが，［b］の電気的な力より大きいとしましょう．このときは，カリウムイオン［2］はコンパートメントAからB内へ進入していくでしょう．そうすると，コンパートメントBには，電気的中性の状態（図3-1）と比較して，2個の余分な陽イオン（カリウムイオン）が存在することになり，コンパートメントBはますます陽性に帯電し，大きな陽性電位を示すことになります．コンパートメントAもますます大きな陰性電位を示すことになります．

平衡状態

こうして時間が経過すると，コンパートメント間の電位差はますます増大し，それにつれて，コンパートメントAからBへのカリウムイオンの透過量は低下していきます．カリウムイオンにとっては，自分自身の移動が，自分自身の移動を妨げる電気的な力（電位差）を新たに作り出し，移動すればするほど移動が困難になるといった状況におかれていると言えます．こうして，最終的には，カリウムイオンは膜を透過できなくなって，コンパートメントA内にとどまるでしょう（図3-4）．この状態は，濃度差によって，カリウムイオンがコンパートメントAからBへと膜を通過していく動きが，コンパートメントBの陽性電位とコンパートメントAの陰性電位によって完全につり合った状態です．図3-4下段に示したように，［a］の濃度差による力と［b］の電気的な力が拮抗しています．このため，たとえば，図に示したカリウムイオン［3］は，もはや膜を横切って移動できなくなります．これをカリウムイオンの「平衡状態」と呼びます．この状態での，コンパートメントAとコンパートメントB間の電位差が「カリウムイオンの平衡電位」であり，カリウム膜電池の起電力になります．

Nernst式

カリウムイオンの平衡電位（E_K）は，以下のNernst（ネルンスト）式で計算されます．これがカリウム膜電池の起電力になります．

$$E_K = \frac{RT}{Z_K F} \ln \frac{[K]_B}{[K]_A} = -\frac{RT}{Z_K F} \ln \frac{[K]_A}{[K]_B} \qquad [3\text{-}1]$$

ここに，E_Kはカリウムイオンの平衡電位です．コンパートメントB（細胞外）を基準電位としたときのコンパートメントA（細胞内）の電位を意味しています．Z_Kはカリウムイオンのイオン価で+1です．そのほかの記号は以下のものを意味しています．

$[K]_A$：コンパートメントA内のカリウムイオン濃度
$[K]_B$：コンパートメントB内のカリウムイオン濃度

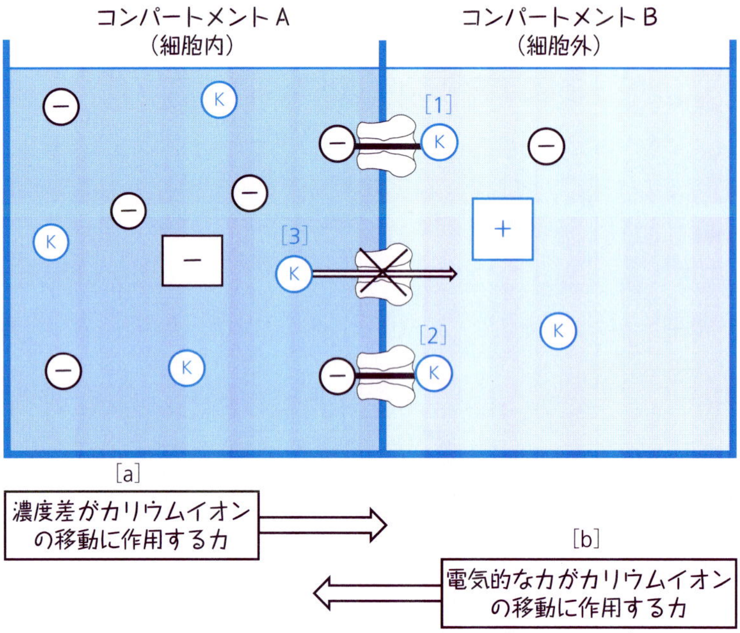

図 3-4 カリウムイオンの平衡状態

平衡状態では，[a] 濃度差の力と [b] 電気的な力が等しく拮抗している（図下段）．カリウムイオンと陰イオンを結んでいる線分は，両者間に引力が作用していることを表す．

F：Faraday（ファラデー）定数〔Avogadro（アボガドロ）数個（約 6×10^{23} 個）の素電荷が持つ電気量，正の値〕

R：気体定数（正の値）

T：絶対温度（－273.15℃を 0 度とした温度）

ここで，ネイピア数（e≒2.71828）を底とした自然対数の [3-1]式を，10 を底とした常用対数に変換しておきましょう．ヒトの正常体温を 37℃として，[3-1]式は次式に変換されます．

$$E_K = 61 \log \frac{[K]_B}{[K]_A} = -61 \log \frac{[K]_A}{[K]_B} \qquad [3\text{-}2]$$

ここまで考えてきたモデルでは，コンパートメント A 内のカリウムイオン濃度のほうが B 内より高いとしたので，$[K]_A > [K]_B$ の関係が成立しています．したがって，[3-2]式から E_K は陰性となります．つまり，コンパートメント B を基準としたコンパートメント A の電位は陰性となり，たとえば－90 mV といった値になります．生体での細胞内カリウムイオン濃度は 155 mM で，細胞外カリウムイオン濃度は 4 mM でした．この値を用いて [3-2]式で計算すると，カリウムイオンの平衡電位は－97 mV になります．多くの興奮性膜においてカリウムイオンの平衡電位は－90 mV 程度ですから，今後，本書では，カリウムイオンの平衡電位を－90 mV として考察を進めていきます．

2 コンパートメント内におけるイオン分布

電気二重層の形成

次に，コンパートメントB内へ進入したカリウムイオンとコンパートメントAに残留した塩素イオンは，コンパートメント内でどの部分に分布するのか考えておきましょう．これらのイオンは，元の電気的中性の状態と比較すれば，各コンパートメント内で「余分な（過剰な）電荷」として存在しています．コンパートメントAには，陽性電荷（陽性の荷電粒子）と対をなさない「余った陰イオン」が存在し，コンパートメントBには，陰イオンと対をなさない「余った陽イオン」が存在しているわけです．これら「余分なイオン」の分布はどうなるのかが，ここでの問題です．コンパートメント内に均等に分布するのでしょうか，それとも何か偏った特別な分布をするのでしょうか．結論を言えば，各コンパートメント内で「余分なイオン」は，コンパートメント間の隔壁（膜）の部分で隔壁（膜）を挟んで向い合って「電気二重層」を形成するように分布します．溶液内部に自由に分布するのではなく，膜のところに集中して電気二重層を形成します．図 3-5 はこの状態を示しています．

なぜそうなるかと言うと，導体に与えられた余分の電荷間には強い反発力が作用するから

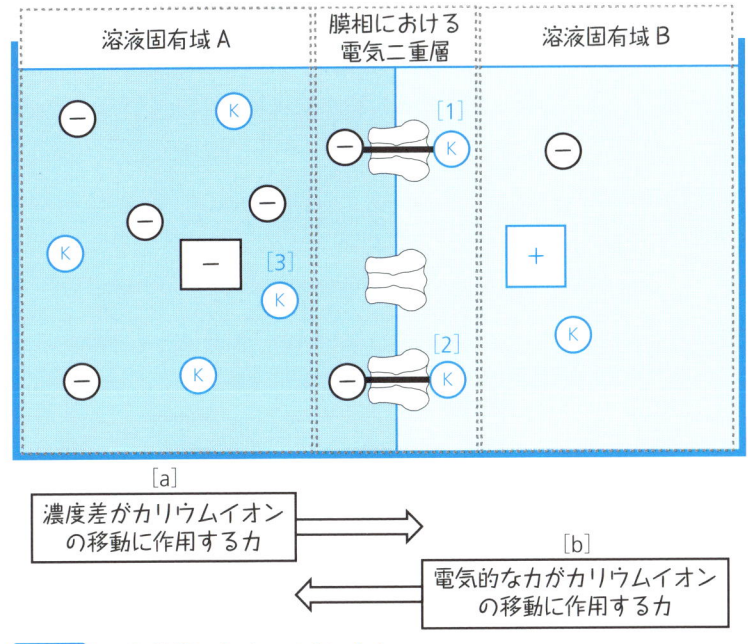

図 3-5　平衡状態におけるイオン分布
膜近傍にカリウムイオンと塩素イオンからなる電気二重層ができる．この部分を膜相と名づけておく．膜相以外の部分を溶液固有域と名づけておく．

です．図3-6に，電気的に中性であった導体に「余分な陽性電荷」を導入した場合を示しました．「余分な電荷」は，相互に作用する強い反発力によって，導体表面にのみ分布するようになり，導体内部には分布しません．したがって，コンパートメントモデルにおいても，余分な電荷は，コンパートメントの壁や隔壁（膜）に沿って分布すると考えられます．コンパートメントAでは陰性電荷が，コンパートメントBでは陽性電荷が壁に沿って分布することになるでしょう．しかし，これら壁に沿って分布した同種の電荷間にも強い反発力が働くはずです．一方，隔壁（膜）のところでは，陽イオンと陰イオンが相互に引き合います．このようにして最終的には，図3-5に示したように，コンパートメント内の余分なイオンは，膜を挟んで電気二重層を形成して存在することになります．

膜相と溶液固有域

議論の便宜上，コンパートメント内で電気二重層が存在する膜近傍領域を「膜相」と呼び，それ以外のコンパートメント内の部分を「溶液固有域」と呼びたいと思います（図3-5）．これら各領域内で，陽イオン総数と陰イオン総数は等しくなっていることにも注意してください．溶液固有域Aも溶液固有域Bも陰陽のイオン数は等しく電気的に中性になっています．溶液固有域Aでは，4個の陽イオン（カリウムイオン）と4個の陰イオン（塩素イオン）が存在しています．溶液固有域Bには，1個の陽イオンと1個の陰イオンが存在しています．膜相はコンパートメントAとBにまたがっていますが，やはり陰陽のイオン数は等しくなっています．ただし，陰イオン（塩素イオン）はコンパートメントAに属し，陽イオン（カリウムイオン）はコンパートメントBに属し電気二重層を形成しています．コンパートメントとしては電気的中性の状態が崩れ，帯電していることになります．これがコンパートメント間に電位差を作り出しているわけです．

細胞は全体がイオン透過性を持った細胞膜で囲まれています．したがって，細胞は電気二

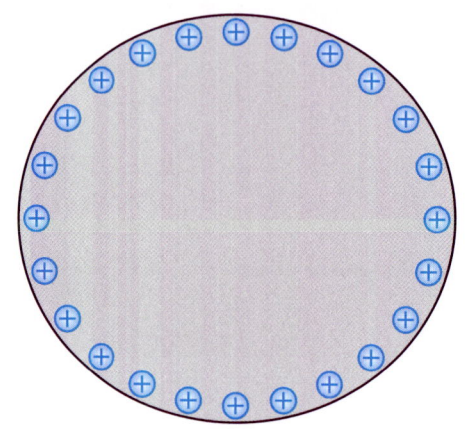

図3-6 導体に余分な陽性電荷を与え帯電させたとき

余分な電荷同士は相互に強く反発しあうため，余分な陽性電荷は導体内部には分布せず，導体表面に分布する．

重層を持った膜相で全体が覆われていることになります．溶液を隔てる隔壁部にのみイオンチャネルが存在するとしたコンパートメントモデルとは少し様相が異なりますが，議論の本質に変わりはありません．また，溶液内のイオンは複雑な熱運動をしているため，膜相できれいに並んだイオン列を形成しているわけでもありません．実際には雲のように茫洋とした塊として存在すると考えられます．しかし，理論的な考察としては，とりあえず単純化したモデルで考えていって差し支えないでしょう．以後もイオン列のまま議論していきます．

3 コンパートメント内の電位分布

それぞれの溶液固有域内は静電誘導によって等電位となる

次に考えるべき問題は，溶液固有域内での電位分布です．静電気学の理論によれば，電荷に近い部分は大きな電位を示し，電荷から離れるにつれ電位は小さくなっていきます．溶液固有域 B 内で，陽性に帯電した膜相の近くは大きな陽性電位を示し，その領域から遠ざかるにつれて陽性電位は小さくなっていくでしょう（図 3-7 下段）．溶液固有域 A 内でも同様です．膜相の陰性電荷に近い領域では大きな陰性電位を示し，離れるにつれ電位は小さくなっていきます．

では，実際に，溶液固有域内で，膜相の電気二重層に近い部分で電位が大きく，膜から離れるにつれ電位は小さくなっていくのでしょうか．結論を言えば，1 つの溶液固有域内では，どこも同じ電位となります（図 3-8 下段）．図 3-7 下段に示したような電位分布をとることはありません．なぜかと言うと，1 つの溶液固有域内において電位に差があれば，溶液固有域内で荷電粒子（イオン）の移動が起こるからです．たとえば，図 3-7 に示したように，溶液固有域 B 内で，部位 1 は部位 2 より膜相に近いため，より大きな陽性電位を示していたとします．このとき，溶液固有域内の陰イオン（塩素イオン）が部位 1 へ引き寄せられていきます．逆に，陽イオン（カリウムイオン）は膜相から遠ざかるように移動していきます．この結果，部位 1 の電位は低下し部位 2 の電位は上昇します．このように，荷電粒子が移動していって溶液内の電位差（より正確には，**電位勾配**）は打ち消されます．このようなイオン移動は，溶液固有域内が等電位となるまで続き，等電位となってイオンの移動はなくなります．つまり，溶液固有域内に電位勾配が存在すれば，電位勾配にしたがった電荷の移動が起こるわけです．これは静電誘導の原理によっています．このようにして，溶液固有域内は等電位となり，膜を挟んでのみ電位差が存在するようになります．

コンパートメント内が真空状態で移動可能な荷電粒子が存在しないときは，コンパートメント内の電位分布は，図 3-7 下段に示したような分布を示すでしょう．しかし，コンパートメント内が電解質溶液で満たされ，移動可能な荷電粒子が存在するときは，図 3-8 下段に示した電位分布をとるようになると考えられます．

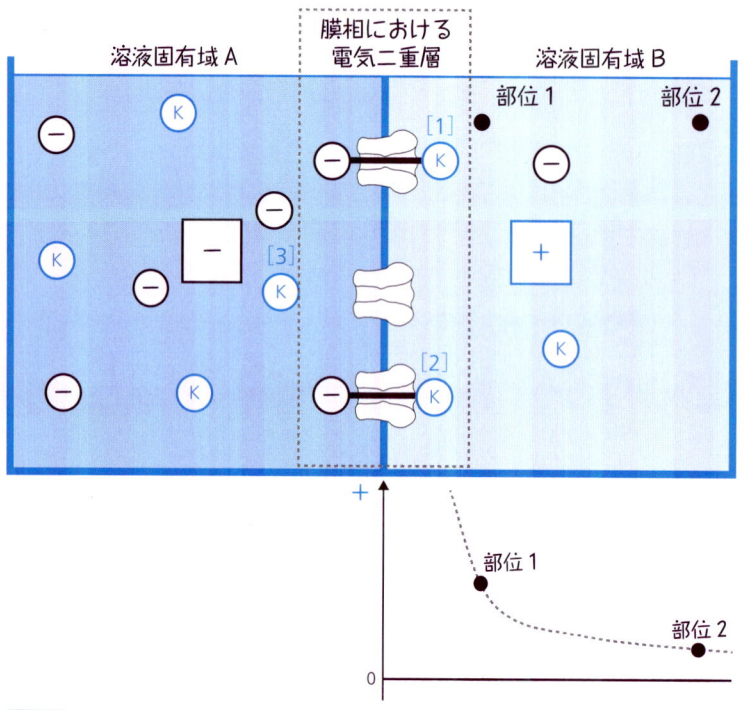

図 3-7 溶液固有域内の電位分布

静電気学的には，溶液固有域 B の膜相に近い場所（部位 1）は高い陽性電位を示し，膜から離れた場所（部位 2）は電位が低いと考えられる．その様子を下段のグラフで示した．しかし実際にはコンパートメント内はどこでも等電位となる．

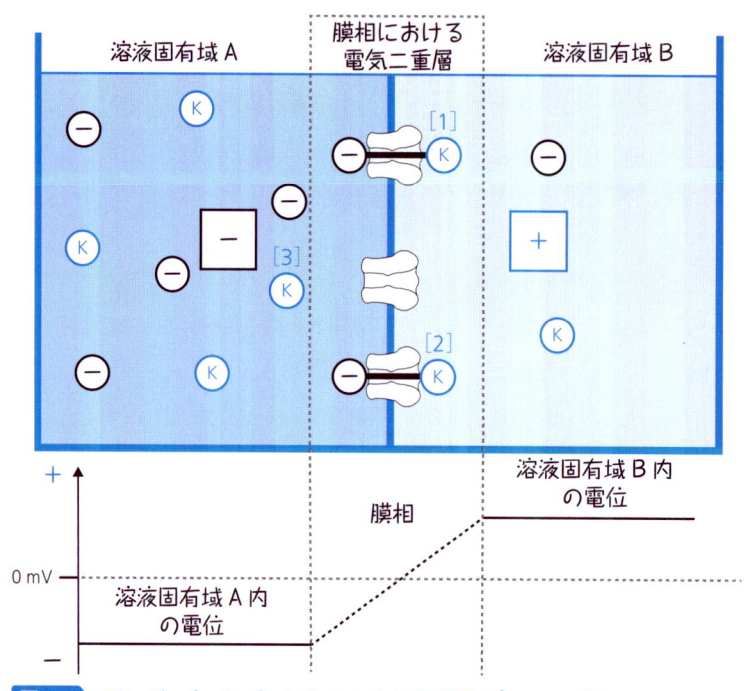

図 3-8 コンパートメント A と B における電位プロファイル

溶液固有域 A 内は一定値の陰性電位を示し，溶液固有域 B 内は一定値の陽性電位を示す．膜を横切るときにのみ電位が変化する．

カリウム膜電池の発生

以上の結果から，濃度の異なる KCl 溶液が膜によって隔てられて存在し，膜にはカリウムイオンのみを通過させるカリウムチャネルが存在する場合，カリウム膜電池が発生することになります．これが電池であってコンデンサーでないのは，電気二重層を形成する原動力として，コンパートメント間に濃度差が存在するからです．仮に，何らかの方法で，膜相にできた電気二重層を取り除いたとしても，コンパートメント間にカリウムイオンの濃度差が存在する限り，新たな電気二重層が自然に形成されます．コンデンサーではこのようなことは起こりません．コンデンサーで極板の電荷を取り除けば，外部から新たに能動的に電荷を供給する必要があります．生体では，膜コンデンサーに電荷を供給しているのが膜電池です．

以上を電池の模式図を用いて書き表すと，図 3-9 下に記したようになります．コンパートメント A に陰極，コンパートメント B に陽極を向けたカリウム膜電池が膜のところに発生するわけです．

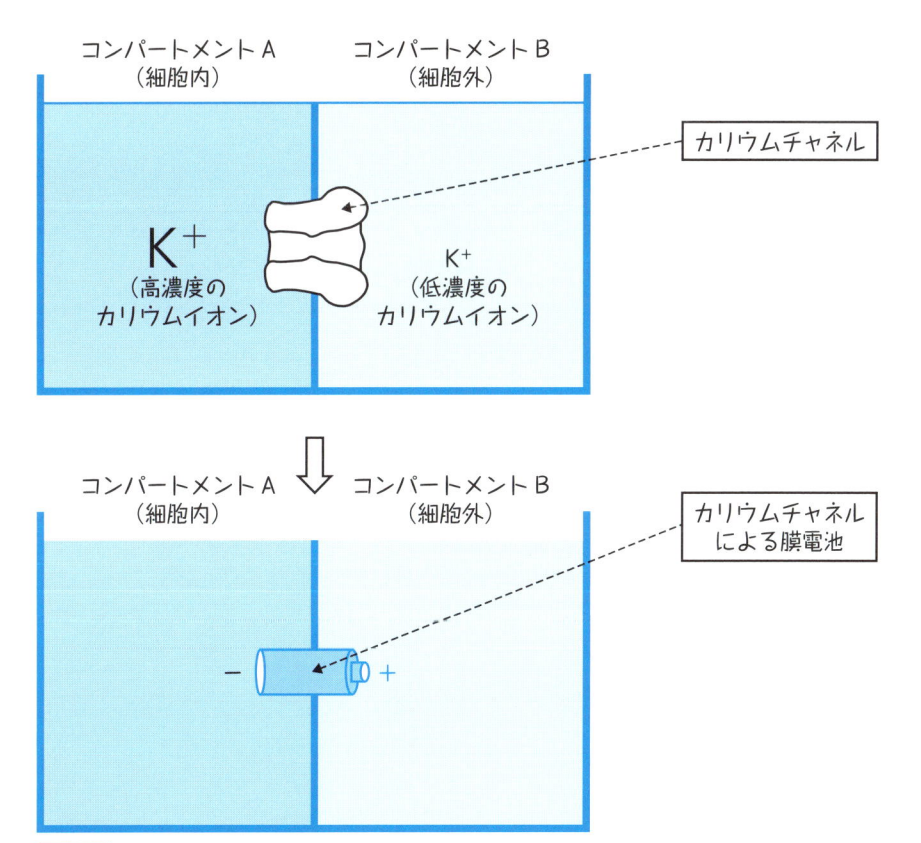

図 3-9　カリウムイオンの平衡状態
カリウムイオンの平衡状態は，コンパートメント A に陰極，コンパートメント B に陽極を向けたカリウム膜電池で表すことができる（図下段）

4 電気二重層に参加するイオン数

■ 電気二重層に参加するイオン数はきわめて少ない

　次に考えるべきことは，膜相の電気二重層に参加するイオンの数です．Blaustein(ブラウシュタイン)らによれば電気二重層に参加するイオンの数はかなり少数ですみます[1]．彼らは，半径 10 μm（1 μm＝1×10^{-6} m）の細胞が－89.1 mV の膜電位を発生させるのに必要な電気二重層のイオン数を計算し，比率に換算して 100 万個のカリウムイオンのうち約 20 個が流出するだけでよいとしています．つまり，細胞内のイオン濃度を実質的に変化させない程度の少数のイオンが，膜を通過し出ていくだけで，有意な膜電位が発生することになります．濃度的には無視してよいほど少量のイオンが移動しただけで，電気的には測定可能な電位差が出現するわけです．

　これは次のことも意味しています．①静電気的な電位は大きいこと，および，② Nernst 式を用いるときイオン濃度を再測定する必要がないこと，の 2 点です．①に関して言えば，シャツやセーターを脱いだりするだけで 1 万 V 前後の高い静電位が生じます．電位が高くても電気量が少ないので，傷を負うことは通常ありませんが，車にガソリンを注入するときなどは，前もって人体にたまった静電気を放電させておく必要があることは，よく知られているとおりです．これはごく少数の電荷が帯電しただけで大きな電位差が出現することを意味しています．

　次に②に関してですが，イオンが膜を通過して「平衡状態」になったとき，もしイオン濃度が初期状態から大きく変化しているとすれば，平衡状態において Nernst 式を用いるにはイオン濃度を再測定する必要が出てきます．しかし，実際には上述のとおり，濃度が実質的に変化しない程度の少数のイオン移動で，膜電位が発生し平衡状態が出現します．このため，平衡電位の計算には，既知の初期のイオン濃度をそのまま用いることができるのです．

　ここまで，カリウム膜電池とカリウムイオンの平衡電位について見てきましたが，次はナトリウム膜電池を考えてみましょう．

5 ナトリウム膜電池

■ ナトリウム膜電池はカリウム膜電池と逆向きの起電力を持つ

　ナトリウム膜電池について考えましょう．これは，膜にナトリウムチャネルだけが存在す

る場合に相当します（図3-10）．生体では，ナトリウムイオンの細胞内濃度は12 mMで，細胞外濃度は145 mMでした．ナトリウムイオン（Na⁺）の濃度勾配は，カリウムイオン（K⁺）の場合と逆になっています．そこで，コンパートメントAに低濃度の塩化ナトリウム（NaCl）を入れ，コンパートメントBに高濃度の塩化ナトリウム（NaCl）を入れたとしましょう．

　濃度勾配が逆になっているだけで，平衡状態に到る過程は塩化カリウム（KCl）の場合と同じです．つまり，今度はコンパートメントAが陽性となり，コンパートメントBが陰性となります．コンパートメントAに陽極，コンパートメントBに陰極を向けた「**ナトリウム膜電池**」が形成されます（図3-11）．

　ナトリウム膜電池の起電力（平衡電位）は，カリウム膜電池と同様にNernst式によって計算されます．

$$E_{Na} = \frac{RT}{Z_{Na}F} \ln \frac{[Na]_B}{[Na]_A} = -\frac{RT}{Z_{Na}F} \ln \frac{[Na]_A}{[Na]_B} \qquad [3\text{-}3]$$

E_{Na}：ナトリウム膜電池の起電力（ナトリウムイオンの平衡電位）で，コンパートメントB（細胞外）を基準電位としたときの，コンパートメントA（細胞内）の電位を意味しています．

　$[Na]_A$：コンパートメントA内のナトリウムイオン濃度
　$[Na]_B$：コンパートメントB内のナトリウムイオン濃度
　Z_{Na}：ナトリウムイオンのイオン価で＋1
　F, R, T：[3-1]式と同じ

カリウムイオンのときと同様にして，[3-3]式は37℃において，次式に変換されます．

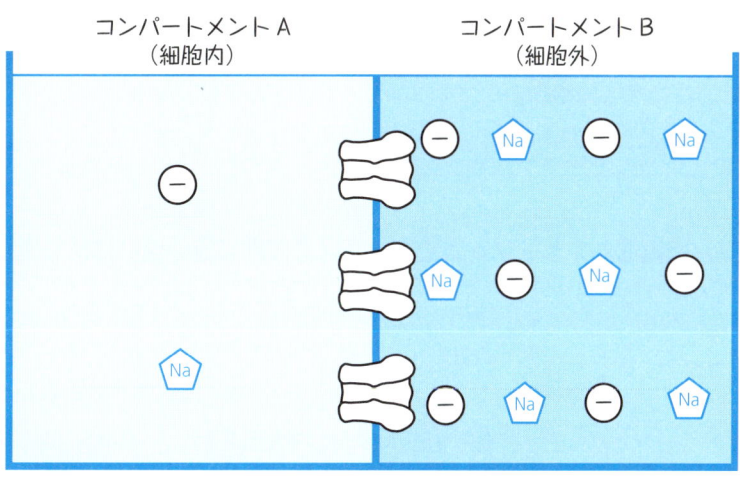

$$E_{Na} = 61 \log \frac{[Na]_B}{[Na]_A} = -61 \log \frac{[Na]_A}{[Na]_B} \qquad [3\text{-}4]$$

図3-10　膜にナトリウムチャネルだけが存在する場合

Na：ナトリウムイオン　　－：塩素イオン

コンパートメントAには低濃度の塩化ナトリウム（NaCl）溶液が，コンパートメントBには高濃度の塩化ナトリウム溶液が入っているとする．この組成は，濃淡に関して，今まで論じてきたカリウム電池とは逆の構成になっている．それぞれの溶液は初期には電気的に中性である．

図 3-11 ナトリウムイオンの平衡状態

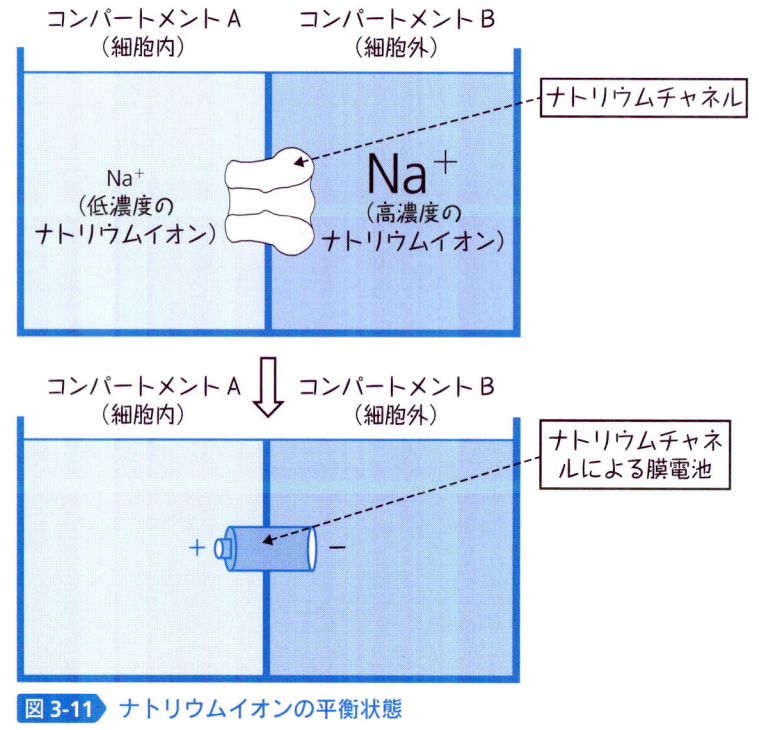

ナトリウムイオンの平衡状態は，コンパートメント A に陽極，コンパートメント B に陰極を向けたナトリウム膜電池で表すことができる（図下段）．

　ナトリウム膜電池では，コンパートメント A 内のナトリウムイオン濃度のほうが B 内より低いとしたので，$[Na]_A < [Na]_B$ の関係が成立しています．したがって，$[Na]_B/[Na]_A > 1$ となって，[3-2]式から E_{Na} が陽性となることがわかります．たとえば，＋60 mV といった値になります．生体での細胞外ナトリウムイオン濃度は 145 mM，細胞内ナトリウムイオン濃度は 12 mM でした．この値を用いて，[3-4]式から，ナトリウムイオンの平衡電位は＋66 mV と計算されます．本書のコンパートメントモデルでは，今後，ナトリウムイオンの平衡電位を＋60 mV として考察を進めていきます．

カリウム膜電池とナトリウム膜電池の起電力の絶対値の違いは何に由来するのか

　カリウム膜電池の起電力が－97 mV であるのに対し，ナトリウム膜電池の起電力は＋66 mV でした．陰陽逆になる理由はわかったとして，絶対値が異なる理由はどこにあるのでしょうか．それは，濃度比がカリウムイオンのほうが大きいからです．哺乳類の骨格筋細胞では，細胞内カリウムイオン濃度は 155 mM で，細胞外濃度は 4 mM となっています．比率にすると，細胞内のほうが約 39 倍濃度が高いことになります．一方，ナトリウムイオンは逆で，細胞外では濃度が高く 145 mM で，細胞内では低く 12 mM になっています[2]．比率にすると，細胞外のほうが約 12 倍濃度が高いことになります．したがって，カリウムイオンのほうが 3 倍ほど濃度比が大きいことになります．この濃度比の差が，膜電池の起電力（膜起電力）の絶対値の差となって現れているのです．

6 合成イオンチャネル

　1種類の多くのイオンチャネルを1個のチャネルに合成したとき，合成イオンチャネルの膜電池の起電力と膜抵抗がどのような値をとるのかについて，第2章-6（p.36）でカリウムチャネルを例として考察しました．ここでは，2種類のイオンチャネル（カリウムチャネルとナトリウムチャネル）が併存する場合について考えてみます．細胞膜には，カリウムチャネルとナトリウムチャネルがモザイク状に存在しているからです．

　2個のカリウムチャネルと3個のナトリウムチャネルが並列配置されているところを，**図3-12**上段に示します．2個のカリウムチャネルを1個のカリウムチャネルに合成し，3個のナトリウムチャネルを1個のナトリウムチャネルに合成しましょう．これら合成カリウムチャネルと合成ナトリウムチャネルは，細胞膜に並列配置されていることになります（**図3-12**下段）．合成カリウムチャネルの起電力は，元のカリウムチャネルの起電力に等しく

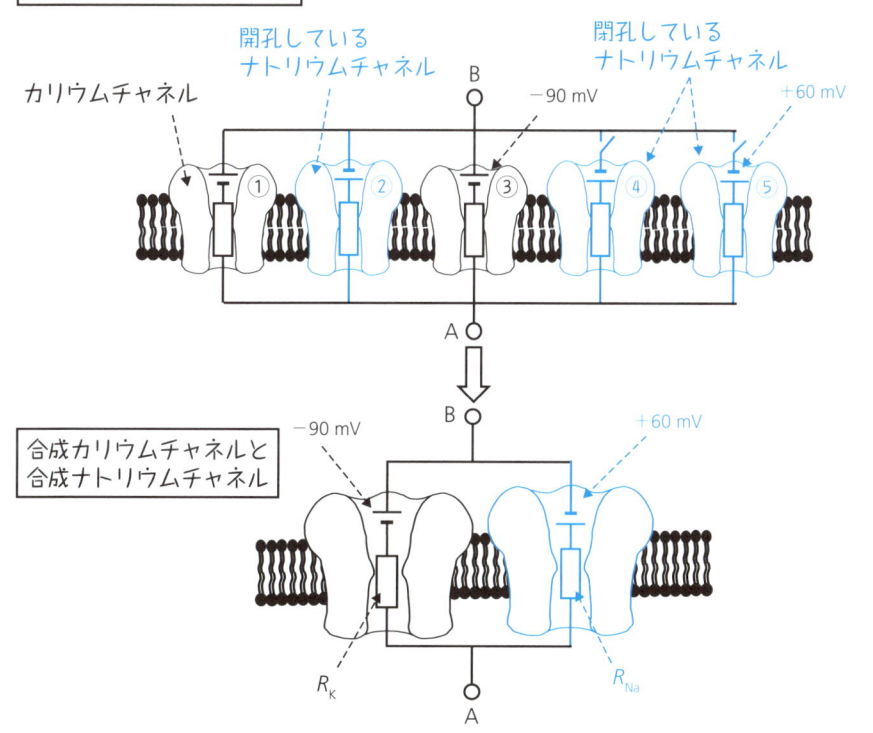

図3-12　細胞膜に2個のカリウムチャネルと3個のナトリウムチャネルがモザイク状に存在する場合

②のナトリウムチャネルは開孔しているが，④と⑤のナトリウムチャネルは閉じている（電気回路上ではスイッチが開いている）．B点側は細胞外をA点側は細胞内を意味する．詳細は本文参照．

−90 mV です．また，カリウム膜抵抗の合成値は元のカリウムチャネルの膜抵抗値の 1/2 になります．

　次にナトリウムチャネルについて考えてみます．ナトリウムチャネルには，静止膜において開孔しているチャネル（②）と閉孔しているチャネル（④と⑤）があります．閉孔しているナトリウムチャネル（④と⑤）は，図ではスイッチが開いている状態で表示しました．各ナトリウムチャネルの膜電池の起電力を＋60 mV とすれば，合成ナトリウムチャネルの起電力も＋60 mV になります．一方，膜抵抗のほうはどうでしょうか．開孔しているナトリウムチャネルが 1 個であれば，合成ナトリウムチャネルの膜抵抗値（ナトリウム膜抵抗の合成値）も，開孔している 1 個のナトリウムチャネルの膜抵抗値と同じ値になります．ここで，何らかの刺激によって，閉孔していたナトリウムチャネル（④と⑤）が開いたとしましょう．図では，2 個のナトリウムチャネルのスイッチが閉じたことに相当します．このとき合成ナトリウムチャネルの膜抵抗値は 1/3 に低下します．このようにして，ナトリウムチャネルが開くと，合成ナトリウムチャネルの膜抵抗値は低下していきます．これによって，以下のように活動膜状態の発生も説明できます．

　静止膜では，カリウムイオンに対する膜抵抗（R_K）は，ナトリウムイオンに対する膜抵抗（R_{Na}）より低くなっています．細胞膜が閾値を超えて脱分極すると，静止膜状態では閉じていた多くの電圧依存性ナトリウムチャネルが開孔します．これによって，ナトリウムイオンに対する膜抵抗（R_{Na}）は劇的に低下し，R_K よりはるかに小さくなります．これが活動膜状態の発生を意味しています．

　図 3-12 下段に示した合成カリウムチャネルと合成ナトリウムチャネルの並列配置が，第 1 章で示しておいたように，本書においては，膜電位を考えるうえでの出発点となります（p.18 図 1-14，p.19 図 1-15 参照）．

7 本章のまとめ

　以上，コンパートメントモデルをまとめると以下のようになります．カリウム膜電池について言えば，カリウムチャネルを透過したカリウムイオンは，チャネルを透過できなかった塩素イオンと膜相で電気二重層を形作ります．平衡状態になると，カリウムイオンの移動は起こらなくなり，安定した電気二重層が形成されます．この電気二重層における帯電現象によって，コンパートメント A は陰性に，コンパートメント B は陽性になります．このときイオンチャネルを透過して膜電位を形成するのに参加するイオンの数は，溶液内のイオン数と比較するとごくわずかで，無視できる程度のものにすぎません．そして，静電誘導によって，それぞれのコンパートメント内部は等電位となり，膜を挟んでのみ電位差が出現することになります（図 3-8 参照）．これが，2 つのコンパートメント間で電解質溶液の濃度が異なり，かつ，イオンチャネルがカリウムイオンに対して選択的透過性を持つときの，膜電池の発生機序です．

イオンの濃度差が逆の構成をしたナトリウム膜電池では，コンパートメントAが陽性になり，コンパートメントBが陰性になります．つまり，逆の電位構成を示すことになります（図3-11参照）．

　このような機序による膜電池を「濃淡電池」と呼んでいます．電解質溶液における濃度差（濃淡）というエネルギーを，電位差という電気エネルギーに変換しているという意味です．

　膜には多くのイオンチャネルが存在しますが，同じ種類のイオンチャネルは1個のイオンチャネルに合成して簡略表示することができます．多くのカリウムチャネルを1個のカリウムチャネルに合成し，多くのナトリウムチャネルを1個のナトリウムチャネルに合成し簡略化できます．このような簡略化を行わずに多くのイオンチャネルを含んだままの状態で，膜電位を議論していくことはきわめて困難です．以下の章では，合成イオンチャネルを前提として議論を展開していきます．

文　献

1) Blaustein MP, Kao JPY, Matteson DR：*Cellular physiology and neurophysiology*. 2nd ed, pp33-46, Mosby, Philadelphia, 2012
2) Hill B：Ionic Channels of Excitable Membranes, 2nd ed. pp59-82, Sinauer Associates, Sunderland, 1992

第3章 セルフアセスメント

正しいものには○を，誤っているものには×をつけてみましょう．

1. 単一容器内に入れられ他の溶液と接触していない電解質溶液は，陽性電荷と陰性電荷の数が等しく電気的に中性である． (　)

2. 膜電池の発生機序は，静電気学的な帯電現象で説明される． (　)

3. 平衡状態でも膜を横切る正味の電荷の移動が起こっている． (　)

4. 平衡電位は Nernst 式で計算される． (　)

5. カリウムイオンのみを通過させ塩素イオンを通過させないイオンチャネルは膜電池を形成するが，その起電力は塩素イオンの平衡電位に等しい． (　)

6. 膜電流が流れていないとき，細胞内で細胞膜に近い領域は，膜から離れた領域より大きな陰性電位を示す． (　)

7. 膜にあるイオンチャネルが1種類のイオンのみを通過させるとき，膜電位はそのイオンの平衡電位と等しくなる． (　)

8. 細胞膜におけるカリウムイオンの平衡電位は，細胞外を基準電位とした場合，細胞内において約 +60 mV である． (　)

9. 生体では，カリウム膜電池とナトリウム膜電池の極性は逆になっている． (　)

10. 電気二重層は膜電位を形成するが，この電気二重層に参加するイオンの数は元の溶液中のイオン数と比べきわめて少ない． (　)

11. 細胞膜に2個の同種のイオンチャネルが存在したとして，それを1個の等価なイオンチャネルに合成した場合，合成イオンチャネルが持つ起電力は元のイオンチャネルの2倍になる． (　)

12. 細胞膜に2個の同種のイオンチャネルが存在したとして，それを1個の等価なイオンチャネルに合成した場合，合成イオンチャネルが持つ膜抵抗は元のイオンチャネルの1/2になる． (　)

13. 細胞内カリウムイオン濃度は不変として，細胞外カリウムイオン濃度が上昇した場合，細胞膜は過分極する． (　)

14. あるイオンの平衡電位とは，膜電位が平衡電位に等しくなったとき，そのイオンが膜を透過しなくなる電位のことである． (　)

正答　1 ○　2 ○　3 ×　4 ○　5 ×　6 ×　7 ○　8 ×　9 ○　10 ○　11 ×　12 ○　13 ×　14 ○

第4章

静止膜電位と活動膜電位の発生機序

🖉 本章は，本書全体のいわば結節点となる章です．前章まで記述してきたことをふまえ，興奮性膜の電気回路モデルを提示し，それにしたがって膜電位の発生機序を解説します．次章以降では，本章で提示した考え方を新たな出発点として，活動電位とEPSPの発生機序を解説します．

🖉 本章で扱うのは，静止膜電位（resting membrane potential）と活動膜電位（active membrane potential）の発生機序です．

🖉 「活動膜電位」という用語は聞き慣れないと思いますが，「活動電位（action potential）」の発生機序を説明するための媒介項として，本書で導入した用語です．活動膜電位とは，活動膜に活動電流が流れていないときに活動膜が示す膜電位のことです．

🖉 言うまでもなく，自然の状態では，活動膜が発生すると活動電流が流れます．電流が流れていない活動膜といった状態が自然に生じることはありません．しかし，電流が流れていない活動膜を想定し，その膜電位（活動膜電位）を考察することは，活動電位の発生機序を考えるうえで重要なステップとなります．ちなみに，特殊な実験条件（電圧固定法）下では，活動膜電位を実測することができます．まったくの便宜的な理論上の産物というわけではありません．

🖉 HodgkinとHuxleyは，細胞膜には3種類のイオンチャネル（カリウムチャネルとナトリウムチャネルおよび塩素チャネル）と膜コンデンサーが存在するとして，電気回路による膜モデルを提唱しました（p.18 図1-13参照）．本章では，塩素チャネルと膜コンデンサーを省略し，2種類のイオンチャネル（カリウムチャネルとナトリウムチャネル）のみが存在する細胞膜を想定し，動電気学的考察によって，ナトリウムチャネルの開閉によって膜電位が変化する機序を考えます．

🖉 2種類のイオンチャネルをもった膜モデルは，カリウム膜抵抗とナトリウム膜抵抗の比率（$R_K : R_{Na}$）を変化させることによって，静止膜状態と活動膜状態の両方を表すことができます．つまり，汎用性のある膜モデルとなっています．

🖉 最後に，この汎用性のある膜モデルを，近似によって，①静止膜に特化した膜モデルと②活動膜に特化した膜モデルに変換します．この膜モデルが次章以降の出発点となります．

1 1種類のイオンチャネルだけが存在する場合の膜電位

はじめに，細胞膜に1種類のイオンチャネルだけが存在する場合について，膜電位と膜電流の関係を解説しておきます．ここで考えているイオンチャネルは，第2章-6(p.37 図2-9参照)で解説した合成イオンチャネルです．

細胞膜にカリウムチャネルだけが存在する場合

例として，細胞膜にカリウムチャネルだけが存在するとしましょう．イオンチャネルは膜電池と膜抵抗を形成することを今まで何度か解説してきました．図4-1に示したのが，カリウムチャネルの電気的等価回路です．本書では，カリウムチャネルの膜電池を「カリウム膜電池」，膜抵抗を「カリウム膜抵抗」と呼ぶことは第1章で述べた通りです．

このとき，膜電位は，図に示したように，B点(細胞外)を基準としたA点(細胞内)の電位となります．ここに膜電池と膜抵抗の2つの要素があることに注意して下さい．以下に記載しようと思うことは，新しいことではありません．すでに第2章の図2-5(p.32)で解説したことを，膜電位という立場から見直しているにすぎません．

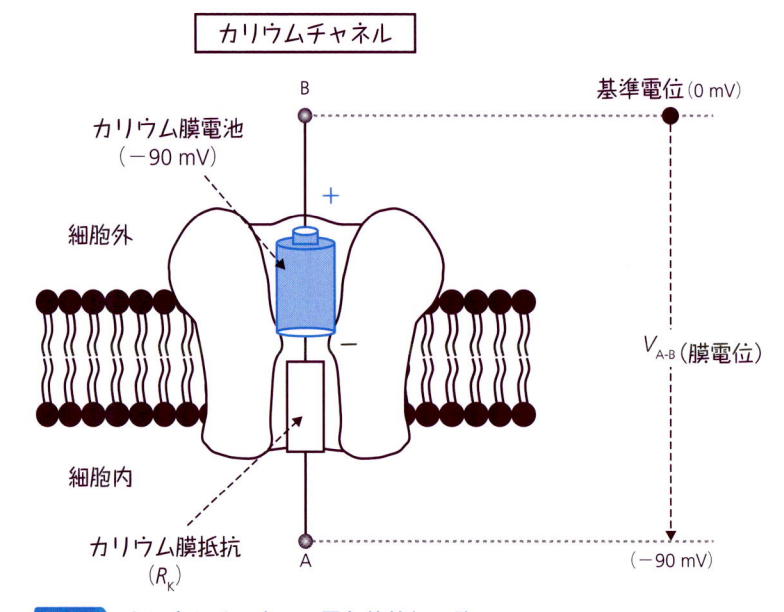

図4-1 カリウムチャネルの電気的等価回路
膜電位はB点を基準としたA点の電位で，B点とA点間には膜電池と膜抵抗が存在する．

1　1種類のイオンチャネルだけが存在する場合の膜電位

カリウムチャネルに膜電流が流れていないとき

図4-1でカリウムチャネルに電流が流れていないときは，膜電位はカリウム膜電池の起電力と等しくなります．カリウム膜電池の起電力を−90 mVとすれば，膜電位も−90 mVです．なぜなら，カリウム膜抵抗を電流が流れていないため，この部での電圧降下が存在しないからです．カリウム膜抵抗の両端は等電位となっています．これはリード線効果によります（p.32 図2-5(c)参照）．

カリウムチャネルに膜電流が流れているとき

図4-2にイオンチャネルに膜を横切って流れる電流（膜電流）が存在する場合を図示しました．図4-2(1)は，カリウムチャネルに，細胞外から細胞内へ電流が流れている場合です．このときは，カリウム膜抵抗で電圧降下が起こります．したがって，このときの膜電位は−90 mVより陰性となります．たとえば−100 mVになります（図2-5(a)参照）．

図4-2(2)は細胞内から細胞外へ膜電流が流出しているところを示しました．電流がA点からB点へ向かって流れています．B点を基準として見れば，膜抵抗のところで電位が上昇します．したがって，膜電位は−90 mVより陽性になります．たとえば，−70 mVといった値になります（p.32 図2-5(b)参照）．

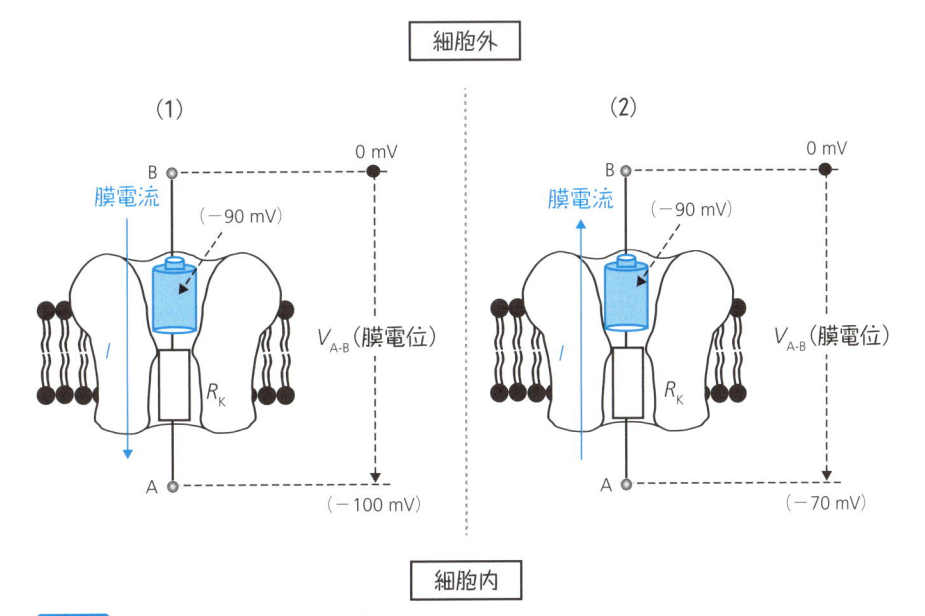

図4-2　膜電流による膜電位の変化
(1)内向き電流によって膜電位は電池の起電力（−90 mV）より陰性になり過分極する（−100 mV）．(2)外向き電流によって膜電位は電池の起電力より陽性となり脱分極する（−70 mV）．

膜電池の起電力と膜電位の相違

　膜電位を決める要素として，膜電池の起電力（膜起電力）と膜抵抗，膜電流の3要素があることがわかりました．膜電流が存在しないときは，膜電位は膜電池の起電力と等しくなります．細胞外から細胞内へ向かう内向き電流（inward current）が存在するときは，膜電位は，膜電池の起電力より過分極側に変位します．細胞内から細胞外へ向かう外向き電流（outward current）が存在するときは，膜電位は，膜起電力より脱分極側に変化します．「**内向き電流は膜電位を過分極させ，外向き電流は膜電位を脱分極させる**」ということは，考えなくても出てくるように暗記しておいたほうがよいでしょう．以上から，「膜電池の起電力（膜起電力）」と「膜電位」の違いを了解していただけたと思います．この違いは電気現象の理論的理解にとって大変重要です．次節で「活動膜電位」という概念を導入しますが，これはまさに，膜電池の起電力と膜電位の違いに関係しています．

　脇道にそれますが，これらのことから，神経線維を電気刺激したとき，陰極で活動電位が発生することも理解できます．p.72 column 4-1 をご参照ください．

2　活動膜電位

　先へ進む前に，ここで，**活動膜電位**（active membrane potential）という考え方を導入しておきたいと思います．この電位の発生機序自体は次節で説明します．

活動膜電位と活動電位の相違

　「活動膜電位（active membrane potential）」は，「静止膜電位」との対語として，便宜上，本書で導入した概念です．細胞膜（興奮性膜）は，静止膜状態と活動膜状態という2つの状態をとることができます．静止膜に膜電流が流れていないとき，静止膜は静止膜電位を示します．これと同様に，活動膜に膜電流（活動電流）が**流れていない**ときに，活動膜が示す膜電位が「活動膜電位」です．

　細胞膜の一部が活動膜になると，**図4-3**（図1-3の再掲）に示したように，活動電流が活動膜領域で流入し，静止膜領域から流出していきます．このように，活動膜に活動電流が流れているときに活動膜が示す膜電位が，通常の「活動電位（action potential）」です．一方，活動膜領域に活動電流が流れていない状態で，活動膜が示す膜電位が「活動膜電位（active membrane potential）」というわけです．膜電流が存在するときと存在しないときで膜電位が異なることは，前節で論じました．したがって，「活動膜電位」と「活動電位」が異なる値となることは理解していただけると思います．活動膜電位と活動電位は，膜電流の有無という点で異なるわけです．

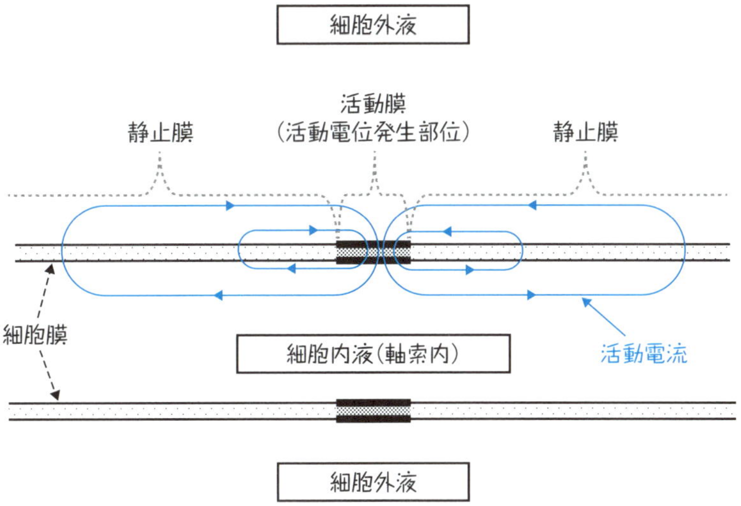

図 4-3 活動膜と静止膜

図 1-3 の再掲．活動電位が発生し，ナトリウムイオンが流入している細胞膜領域が活動膜である．活動膜領域で流入した活動電流は，静止膜領域から流出していく．下の細胞膜を流れる活動電流は省略されている．

3　2種類のイオンチャネルが存在する場合の膜電位

静止膜電位と活動膜電位の両方を考察できる膜モデル

　次に，細胞膜に 2 種類のイオンチャネルが存在する場合について考えます．図 4-4 を見てください．この回路は，第 1 章の図 1-14（p.18）や図 1-15（p.19）と同じものです．細胞膜に，カリウムチャネルとナトリウムチャネルの 2 種類のイオンチャネルが存在するとした場合の，細胞膜の電気回路モデルです．図 1-13（p.18）に示した Hodgkin と Huxley の膜モデルにある，塩素チャネルと膜コンデンサーは省略していますが，実際の興奮性膜に近い電気回路モデルになっています．

　カリウム膜電池の起電力は，カリウムイオンの平衡電位（−90 mV）とします．これは細胞内陰性の起電力です．ナトリウムチャネルは，逆に，細胞内陽性の起電力を持っています．ナトリウムチャネルの膜起電力をナトリウムイオンの平衡電位（＋60 mV）とします．そうすると図 4-4 に示したような電気回路ができます．

　この回路を便宜的に回路 K-N と名づけておきましょう．この回路は静止膜状態と活動膜状態の両方を表しています．つまり，この回路 1 つで，「静止膜電位」と前節で導入した「活動膜電位」の両方を計算することができます．膜電位（V_{A-B}）は図示したように，細胞外 B 点

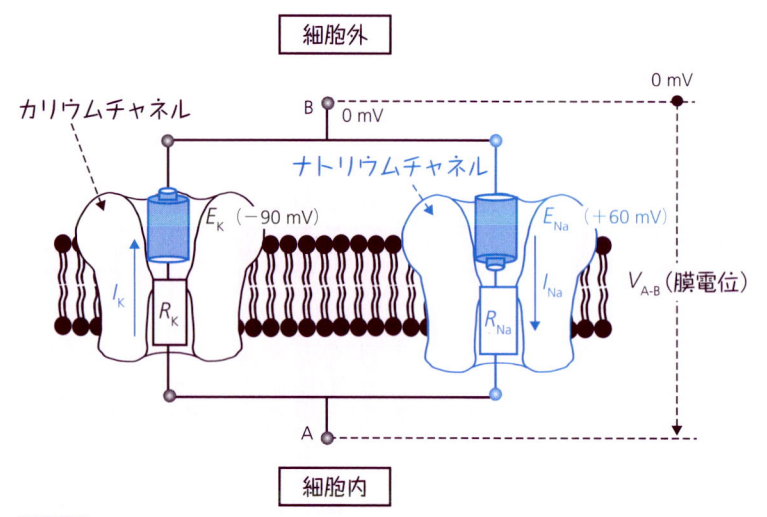

図4-4 カリウムチャネルとナトリウムチャネルからなる細胞膜モデル

重畳して描かれている電気回路図を回路 K-N と名づけておく．カリウムチャネルには細胞内に陰極を向けたカリウム膜電池が存在し，ナトリウムチャネルには細胞内に陽極を向けたナトリウム膜電池が存在する．E_K：カリウム膜電池の起電力，R_K：カリウムチャネルのカリウムイオンに対する抵抗（カリウム膜抵抗），E_{Na}：ナトリウム膜電池の起電力，R_{Na}：ナトリウムチャネルのナトリウムイオンに対する抵抗（ナトリウム膜抵抗），I_K：カリウムイオンによる電流，I_{Na}：ナトリウムイオンによる電流．

を基準電位（0 mV）としたときの細胞内 A 点の電位です．

　この回路でカリウムチャネルとナトリウムチャネルの間に抵抗が存在していないことにも注意してください．これは，カリウムチャネルとナトリウムチャネルが接近しており，実質的に同じ細胞膜領域に存在するとみなしていることを意味します．このため，細胞内外の電解質溶液の抵抗は無視しています．

回路 K-N では回路内に電流が流れている

　回路 K-N では回路内に電流が流れています．カリウム膜電池とナトリウム膜電池は，回路を時計方向にみれば直列配置になっています．したがって，回路を時計方向に回る電流が存在します．カリウムチャネル側では，細胞内から細胞外へ流れ出る電流が存在し，ナトリウムチャネル側では，細胞外から細胞内へ流入する電流が存在しています．言うまでもなく，カリウムチャネルを流れ出る電流はカリウムイオンです．図ではこれを I_K としておきました．ナトリウムチャネルを流入する電流はナトリウムイオンです．これを I_{Na} としました．ここで，I_K と I_{Na} は同じ強さの電流であり，回路内を時計方向に回る電流は存在しますが，膜を横切る「正味の膜電流（net current）」は存在しないことに注意して下さい．I_K は膜を横切って流出する電流であり I_{Na} は流入する電流です．電気回路を流れる電流は途中で消滅したり湧き出したりしない（電流保存則）ので，その絶対値は等しくなっています．したがって，両者（I_K と I_{Na}）は相殺されて，膜を横切る正味の膜電流は存在しないことになります．なお，この過程の溶液論による考察は p.73 column 4-2 に記しました．

正味の膜電流

図 4-5 に「正味の膜電流」の考え方を図示しました．図 4-5(1) 左では，同一膜領域内で，同じ強さの電流が流出し流入しています．この状態は「正味の膜電流」が存在しないことに対応します（図 4-5(1) 右）．図 4-5(2) には，2 つの離れた膜領域間で電流が流れている状態を示しました．膜領域 a では電流が流れ出し，領域 b では電流が流れ込んでいます．各領域間には，細胞内外の溶液抵抗も書き入れました．これは，2 つの膜領域が離れているため，領域間にある溶液の抵抗を無視できないことを意味しています．このとき，膜領域 a には外向き電流（outward current）が，膜領域 b には内向き電流（inward current）が，「正味の膜電流」として流れていることになります．

回路 K-N における膜電位の一般解

回路内を電流が流れているため，膜電位（V_{A-B}）がいくらになるのか，直感的にはわかりません．そこでオームの法則を用いて膜電位を計算する必要があります．以下に，計算過程は省略して，膜電位の一般解を記しておきます．回路 K-N にオームの法則を適用して膜電位を計算すると，以下のような一般解を得ます．

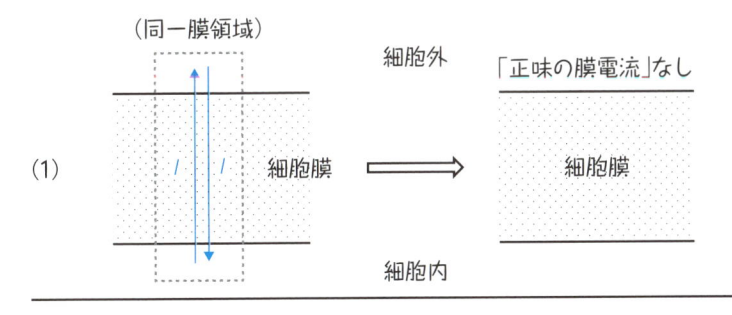

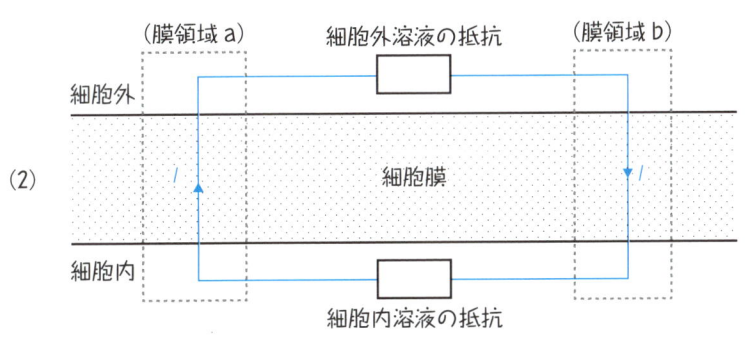

図 4-5 ▶ 細胞膜領域と正味の膜電流
(1) 細胞膜の同一領域内で，流出する電流（I）と流入する電流（I）が存在している．電流の強さは相互に等しいため，細胞膜を流れる「正味の膜電流」は存在しない．(2) 膜領域 a と膜領域 b は相互に離れている．このため両領域間には溶液の抵抗が書き込まれている．領域 a には正味の外向き膜電流（I）が存在し領域 b には正味の内向き膜電流（I）が存在する．

$$V_{A\text{-}B} = \frac{R_{Na}E_K + R_K E_{Na}}{R_K + R_{Na}} \qquad [4\text{-}1]$$

この式を用いて，図4-4における膜電位（$V_{A\text{-}B}$）を，静止膜状態と活動膜状態について考察し，静止膜電位と活動膜電位の発生機序について考えてみましょう．

静止膜電位の発生機序

静止膜電位（resting membrane potential）について考えます．静止膜ではカリウム膜抵抗（R_K）がナトリウム膜抵抗（R_{Na}）よりはるかに小さくなっています（$R_K \ll R_{Na}$）．これは，静止膜では，開いているカリウムチャネルのほうが，開いているナトリウムチャネルより圧倒的に多い結果です．[4-1]式の分母分子をR_{Na}で割ると次式（[4-2]式）を得ます．

$$V_{A\text{-}B} = \frac{E_K + \dfrac{R_K}{R_{Na}} E_{Na}}{\dfrac{R_K}{R_{Na}} + 1} \qquad [4\text{-}2]$$

Hodgkin（ホジキン）とKatz（カッツ）によれば，イカの巨大神経軸索では，静止膜におけるカリウムイオンの透過係数（P_K）とナトリウムイオンの透過係数（P_{Na}）の比は1：0.04とされています[1]．したがって，$R_K : R_{Na} = 1 : 25$ となります．$E_K = -90$ mV，$E_{Na} = +60$ mVですから，$R_K : R_{Na} = 1 : 25$ を用いれば，[4-2]式から，静止膜電位（$V_{A\text{-}B}$）は約 -84 mV になります．

これは，図4-4において，カリウム膜抵抗で6 mVの電圧降下（電位としては6 mVの電位上昇）が起こっていることに対応します．ナトリウム膜抵抗では，144 mVの電圧降下が起こっています．電圧降下の大きさに差があるのは，カリウム膜抵抗のほうがナトリウム膜抵抗より小さく，1/25になっているからです．

R_KとR_{Na}の比が異なれば静止膜電位も異なってきます．たとえば，$R_K : R_{Na} = 1 : 10$ であれば，[4-2]式から静止膜電位（$V_{A\text{-}B}$）は約 -76 mV になります．$R_K : R_{Na} = 1 : 40$ であれば，静止膜電位は約 -86 mV になります．

以上が静止膜電位の発生機序です．R_KとR_{Na}の比が細胞によって異なることが，静止膜電位が細胞によって異なる理由の1つと考えられます．いずれにせよ，静止膜状態では，$R_K \ll R_{Na}$ の関係が成立しています．

R_KがR_{Na}と比べて小さくなればなるほど，膜電位はカリウム膜電池の起電力（$E_K = -90$ mV）に近づいていきます．逆に，R_{Na}がR_Kより小さくなっていけば，膜電位はナトリウム膜電位の起電力（$E_{Na} = +60$ mV）に近づいていくことになります．それが次の活動膜電位です．

活動膜電位（active membrane potential）の発生機序

では，活動膜電位について考えましょう．細胞膜が活動膜になるとき，静止膜状態で開いていたナトリウムチャネルに加えて，新たに多くの電圧依存性ナトリウムチャネルがほぼいっせいに開きます．このような変化が起こる合図となるものが，閾値を超える脱分極電位

であることは第1章で解説した通りです．この結果，ナトリウムイオンの膜抵抗値は劇的に小さくなり，$R_K \gg R_{Na}$ の関係が成立するようになります．

HodgkinとKatzによれば，イカの巨大神経軸索では，活動膜におけるカリウムイオンの透過係数(P_K)とナトリウムイオンの透過係数(P_{Na})の比は1:20とされています．したがって，$R_K : R_{Na} = 1 : 0.05$ となります．この比を用いれば，**活動膜電位(V_{A-B})** の値は，[4-2]式から約+53 mVになります．これが活動膜電位の発生機序です．

Zero-current potential としての静止膜電位と活動膜電位

回路K-Nの特徴として，すでに述べたように，回路K-Nには**正味の膜電流が流れていない**ことがあげられます．これは，回路K-Nでは，カリウムチャネルとナトリウムチャネルが実質的に同じ領域に属しているとみなし，両チャネル間に溶液の抵抗を書き入れなかったことと対応します（**図4-5(1)** 参照）．

以上から，**静止膜状態**（$R_K \ll R_{Na}$ **の状態**）で計算された膜電位は，細胞膜に「正味の膜電流」が存在しないときの膜電位であり，これが静止膜電位に相当することがわかります．つまり，静止膜電位とは「細胞膜が静止膜状態，すなわち，$R_K \ll R_{Na}$ の状態にあるときに，膜に正味の膜電流が流れていない状態で，細胞膜が示す膜電位」のことです．

活動膜状態（$R_K \gg R_{Na}$ **の状態**）で計算された膜電位（活動膜電位）についても，同じ議論が成立します．活動膜電位とは，「細胞膜が活動膜状態，すなわち，$R_K \gg R_{Na}$ の状態にあるときに，活動膜に正味の膜電流が流れていない状態で，活動膜が示す膜電位」のことです．これは，第4章-2(p.62)で定義した活動膜電位の定義と一致します．

このように，正味の膜電流が存在しないときの膜電位は「zero-current potential」と呼ばれていますが[2]，より正確には「zero net-current potential」と呼ぶべきでしょう．いずれにせよ，**静止膜電位も活動膜電位も zero-current potential です**．

一方，活動電位（action potential）とは，「活動電流が流れている状態で活動膜が示す膜電位」です．活動膜に正味の膜電流（活動電流）が流れているときに，活動膜が示す膜電位が活動電位です．したがって，**活動電位は zero-current potential ではありません**．

能動輸送の必要性

上記のように，回路K-Nに正味の膜電流は存在しませんが，静止膜状態においても，カリウムイオンは流出しナトリウムイオンは流入し続けています．この状態が長時間続くと，細胞内ではカリウムイオン濃度が低下しナトリウムイオン濃度が上昇します．これでは，細胞内のイオン濃度を一定に保つことができません．そこで細胞膜はエネルギーを使って，細胞内のナトリウムイオンを排出し，細胞外からカリウムイオンを取り込む機構を備えています．これが「**能動輸送**」です．能動輸送がなければ，細胞は細胞内のイオン環境を一定に保つことができなくなります．より詳細はp.75 **column 4-3** をご参照ください．

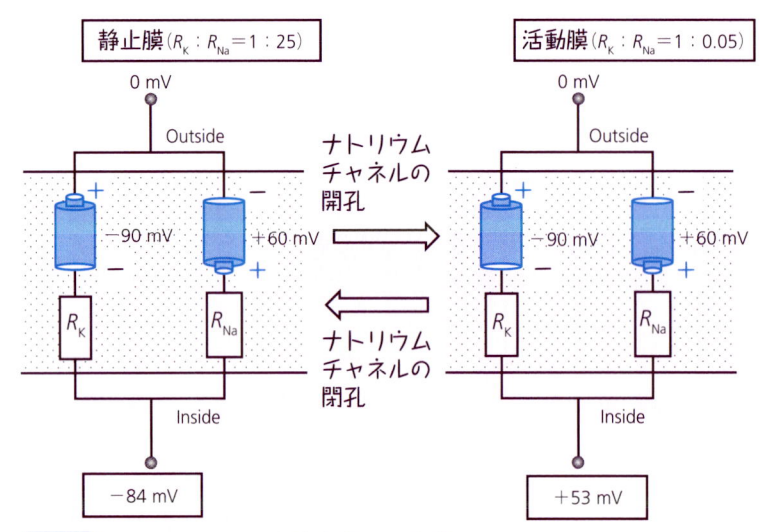

図4-6 回路 K-N を用いた静止膜と活動膜

左が静止膜で膜電位は−84 mV，右が活動膜で膜電位は＋53 mV．回路 K-N は，カリウム膜抵抗（R_K）とナトリウム膜抵抗（R_{Na}）の大小関係を変えることで，静止膜状態も活動膜状態も両方とも表現できる．しかし，このために，回路図を見ただけでは，その回路 K-N が静止膜を表しているのか活動膜を表しているのか判別できない．

本節のまとめ

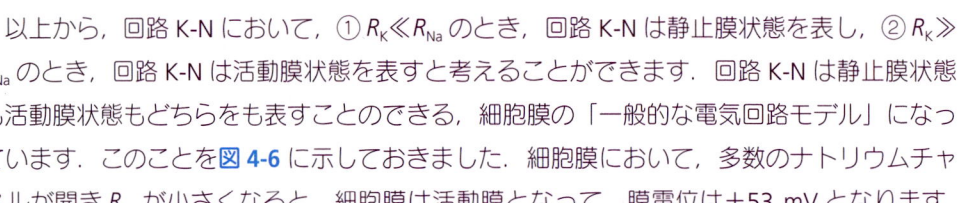

　以上から，回路 K-N において，① $R_K \ll R_{Na}$ のとき，回路 K-N は静止膜状態を表し，② $R_K \gg R_{Na}$ のとき，回路 K-N は活動膜状態を表すと考えることができます．回路 K-N は静止膜状態も活動膜状態もどちらをも表すことのできる，細胞膜の「一般的な電気回路モデル」になっています．このことを図 4-6 に示しておきました．細胞膜において，多数のナトリウムチャネルが開き R_{Na} が小さくなると，細胞膜は活動膜となって，膜電位は＋53 mV となります．ナトリウムチャネルが閉じ R_{Na} が大きくなると，細胞膜は静止膜状態へと復帰することを示しています．

4 回路 K-N の簡略化

回路 K-N をなぜ簡略化する必要があるのか

　回路 K-N のまま，活動電位や EPSP の発生機序を解説することは困難です．細胞膜の一部が活動膜となり，他の膜領域は静止膜状態にとどまっているとしましょう．このときは，活動膜の膜電位（＋53 mV）と静止膜の膜電位（−84 mV）の間に電位差が存在するため，活動膜

領域と静止膜領域の間に電流が流れます(図 4-3 参照).

図 4-7 に,このときの状態を図示しました.静止膜状態の回路 K-N(左)と活動膜状態の回路 K-N(右)を,導線と抵抗(溶液の抵抗)で接続しています.このとき,カリウム膜抵抗(R_K)とナトリウム膜抵抗(R_{Na})の大小関係がわかっていたとしても,この図を見て,電流の流れ方やそのときの膜電位がどのように変化するのかを見通すことは困難です.そこで,回路 K-Nを近似によって簡略化する必要が生じてきます.

回路 K-N の近似による簡略化

静止膜状態では,$R_K \ll R_{Na}$ の関係が成立しています.ここから $R_K/R_{Na} \fallingdotseq 0$ で近似すれば,[4-2]式から,膜電位は E_K(−90 mV)に等しくなることがわかります.静止膜電位を−90 mV で近似するのは,先ほど計算した−84 mV や−76 mV,−86 mV といった値の近似として大きな問題はないでしょう.膜抵抗についても,$R_K \ll R_{Na}$ の関係が成立しているとき,2 つの抵抗からなる並列回路において,合成抵抗値は小さいほうの R_K で近似できることを,すでに第 2 章 -4(p.34 図 2-7 参照)で示しています.以上のことは,「静止膜状態は,カリウムチャネルだけが存在する状態」として近似できることを意味します(図 4-8).つまり,「**静止膜状態は,ナトリウムチャネルを無視し,カリウムチャネルだけ存在する状態**」と近似的にみなすことができます.これは「**静止膜に特化した膜モデル**」であり,当然,活動膜状態を表すことはできません.また,正確な静止膜電位は−90 mV より幾分か陽性側にあり,たとえば−84 mV といった値です.ここに示した簡略化は,あくまで近似であることを忘れないようにしてください.

活動膜状態についても同様に考えることができます.活動膜状態では,多くの電圧依存性

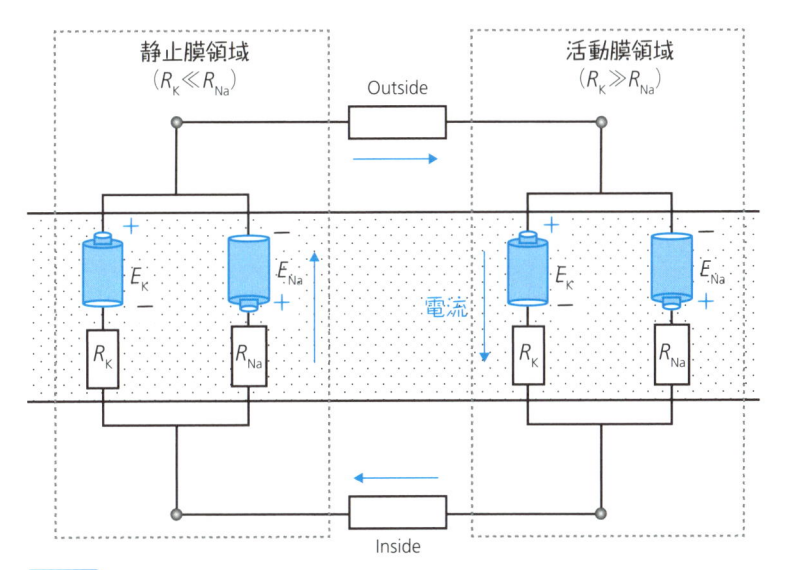

図 4-7 回路 K-N を用いた活動電位発生時の電気回路
活動膜領域では電流が流れ込み,静止膜領域では電流が流出するが,この回路図から電流の流れ方を見極めることは困難である.

ナトリウムチャネルが開孔して，ナトリウム膜抵抗の値が劇的に小さくなり，$R_K \gg R_{Na}$ の関係が成立するようになります．[4-1]式の分母分子を R_K で割り，$R_{Na}/R_K \fallingdotseq 0$ で近似すれば，活動膜の膜電位は E_{Na}(+60 mV)に等しくなることがわかります．これは，「**活動膜状態は，カリウムチャネルを無視し，ナトリウムチャネルだけが存在する状態**」として近似することを意味します（図 **4-9**）．この近似モデルは「**活動膜に特化した膜モデル**」であり，当然，静止

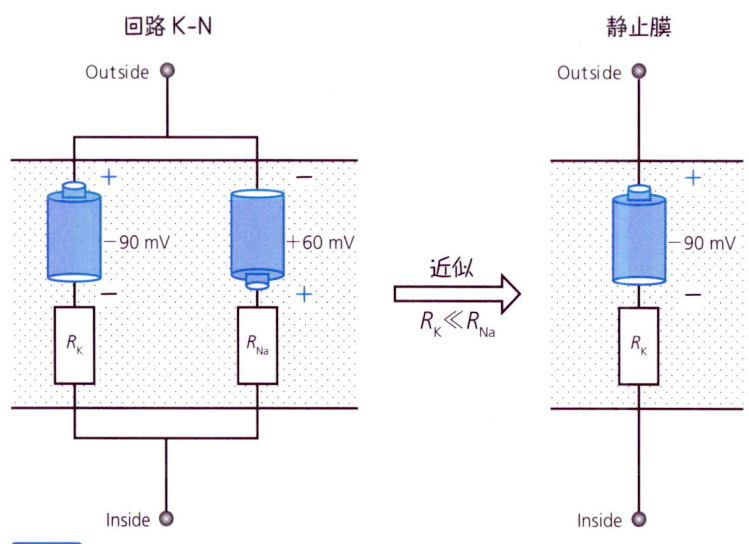

図 4-8 ▶ 静止膜の簡略化モデル

$R_K \ll R_{Na}$ の条件下に，左の回路 K-N は，右に示した静止膜の電気回路で近似することができる．右：静止膜に特化した電気回路図．

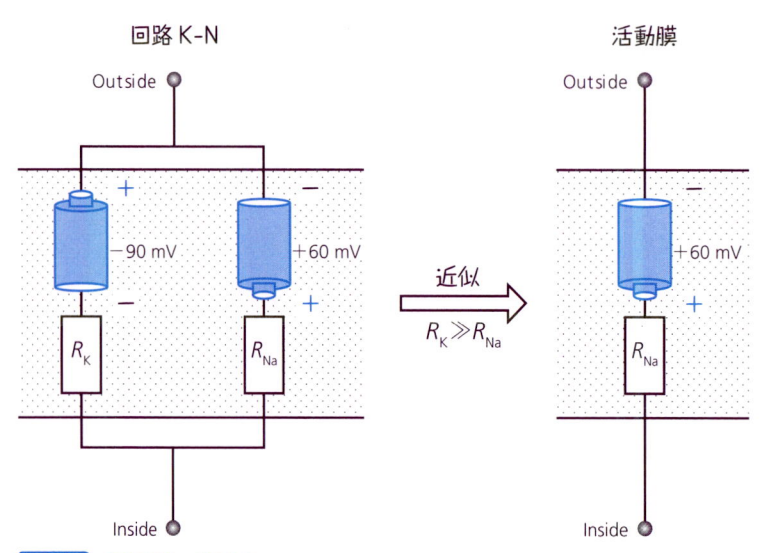

図 4-9 ▶ 活動膜の簡略化モデル

$R_K \gg R_{Na}$ の条件下に，左の回路 K-N は，右に示した活動膜の電気回路で近似することができる．右：活動膜に特化した電気回路図．

膜状態を表すことはできません．

今後は，①静止膜に特化した電気回路モデルと②活動膜に特化した電気回路モデルで考えていきます．

細胞膜の活性化と不活化

以上から，簡略化モデルを用いれば，静止膜が活動膜へと変化する過程は，「**膜電池がカリウム膜電池からナトリウム膜電池へと変化し，膜抵抗がカリウム膜抵抗（R_K）からナトリウム膜抵抗（R_{Na}）へと変化する過程**」として表されます．このとき起こっている生理過程は，ナトリウムチャネルが開いてナトリウム膜抵抗が小さくなるということです．これを「活性化」と言います．活動膜が静止膜へもどる過程は，逆の過程として表されます．このとき起こっている生理過程は，ナトリウムチャネルが閉じてナトリウム膜抵抗が大きくなるということです．これを「不活化」と言います（図 4-10）．活動膜の発生が活動電位の発生に，活動膜の不活化が活動電位の終息に対応しています．図 4-10 は，回路 K-N を用いた図 4-6 と同じことを表していますが，図 4-10 のほうが，静止膜状態と活動膜状態の違いが一目でわかります．

以上から，活動膜の発生と終息，したがって，活動電位の発生と終息には，ナトリウムチャネルの開閉だけで十分であることがわかります．この点についてさらに詳細なことは，p.76 column 4-4 を参照してください．

このように，細胞膜はイオンチャネルの開閉によって膜電位を制御しています．細胞膜は

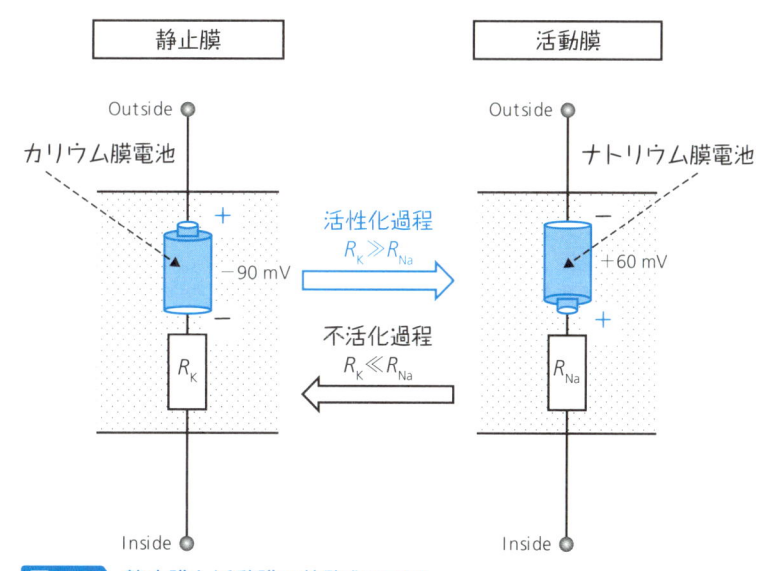

図 4-10　静止膜と活動膜の簡略化モデル

静止膜は活性化されて活動膜に変化し，不活化によって静止膜に戻る．活性化のときに起こっている生理過程はナトリウムチャネルが開孔することであり，不活化のときはナトリウムチャネルが閉じていく．

イオンチャネルの開閉だけを制御しており，後は，イオンの平衡電位と膜電流の流れ方に依存して，膜電位は自然と決まってきます．

5 本章の結論―膜電位を変化させる要因には2種類ある

以上から，本章の結論として，膜電位を変化させる要因には2種類あることがわかります．①R_KとR_{Na}の比の変化と，②正味の膜電流の存在の2種類です．

①膜電位は，R_KとR_{Na}において，抵抗の低いほうの膜起電力を大きく反映させます．$R_K \ll R_{Na}$のときは，カリウム膜電池の起電力のほうが膜電位により大きく反映し，膜電位はカリウムイオンの平衡電位(E_K)に近づきます．したがって，膜電位は陰性となります．一方，$R_K \gg R_{Na}$のときは，ナトリウム膜電池の起電力のほうが膜電位により大きく反映し，膜電位は陽性となります．

②細胞膜に正味の膜電流が存在しないとき，膜電位は膜電池の起電力と等しくなります．膜を横切る正味の外向き電流(outward current)が存在するときは，膜電位は膜電池の起電力より脱分極します．膜を横切る正味の内向き電流(inward current)が存在するときは，膜電位は膜電池の起電力より過分極します．

column 4-1　神経線維の電気刺激

神経線維を適切な強さで電気刺激したとき，電流は陽極側で神経軸索内へ流入し，陰極側では軸索内から細胞外へ出てきます．したがって，陽極部では過分極が起こり，陰極部では脱分極が起こります．陰極部での脱分極が閾値に達すると，その部に活動電位が発生するというわけです．

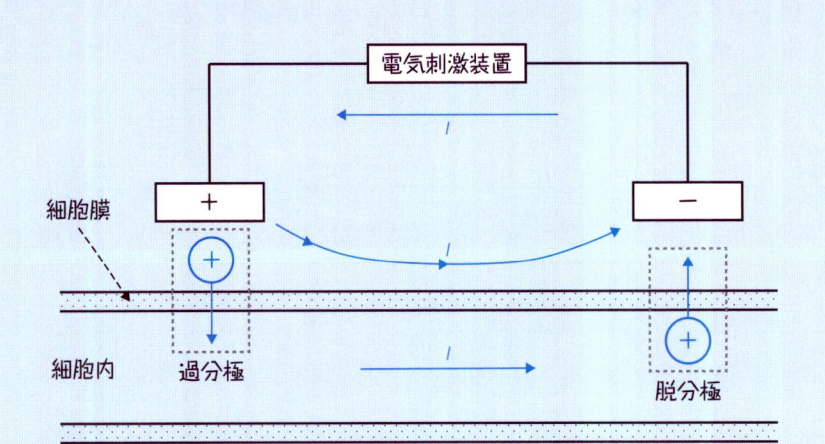

図4-11　電気刺激による神経線維の刺激
陽極側では細胞膜は過分極し，陰極側では脱分極する．陰極側の脱分極が閾値を超えれば，その部位から活動電位が発生する．

column 4-2　回路 K-N の溶液論による静電気学的検討
―なぜカリウムイオンは流出しナトリウムイオンは流入するのか

　回路 K-N では，静止膜状態においても，カリウムイオンが流出しナトリウムイオンが流入していました．これを溶液論の立場から見ればどうなるのか考えてみたいと思います．
　$R_K : R_{Na} = 1 : 25$ とします．このときの静止膜電位（V_{A-B}）は－84 mV になりました．カリウムイオンの平衡電位は－90 mV です．これは，膜電位が－90 mV のとき，膜を介したカリウムイオンの移動がなくなることを意味しています．－84 mV の膜電位は，カリウムイオンの平衡電位（－90 mV）よりわずかですが陽性側に偏っています．このため，濃度差に基づくカリウムイオンの移動に拮抗する電気的な力は，6 mV 不足していることになります．濃度差の力のほうが電気的な力より優勢であるため，カリウムイオンは流出していくことになります．
　この状態を図4-12 に模式的に示しました．図で大きく描いたカリウムイオンは細胞内で濃度が高く，小さく描いたカリウムイオンは細胞外で濃度が低いことを表しています．左の図は膜電位が－90 mV の場合です．①の矢印は，細胞外のカリウムイオンを細胞内へ引き込む電気的な力を表しています．②の矢印は，細胞内のカリウムイオンが細胞外へ移動していく濃度差の力です．膜電位が－90 mV のときは，この両者の力はつり合いカリウムイオンの移動は起こりません．これが平衡状態です．一方，右は膜電位が－84 mV の場合を図示しました．細胞外のカリウムイオンを細胞内へ引き込む電気的な力（③）は，膜電位が－90 mV であったときより小さくなります．細胞内のカリウムイオンが細胞外へ流出していく濃度差の力（④）に変化はありません．したがって，濃度差による力が電気的な力に勝ることになり，カリウムイオンは細胞外へ流出していきます．
　ナトリウムイオンも同様に考えることができます．ナトリウムイオンは細胞外で多く，ナトリウムイオンの平衡電位は＋60 mV です．膜電位が＋60 mV であればナトリウムイオンの移動は起こりません．しかし，膜電位は－84 mV です．ナトリウムイオンでは，濃度差も電位差（－84 mV）も，ナトリウムイオンを細胞内へ移動させる方向に作用しています（図4-13）．
　イオンを移動させる力は，ナトリウムイオンのほうが大きいのですが，膜のイオン透過性は，カ

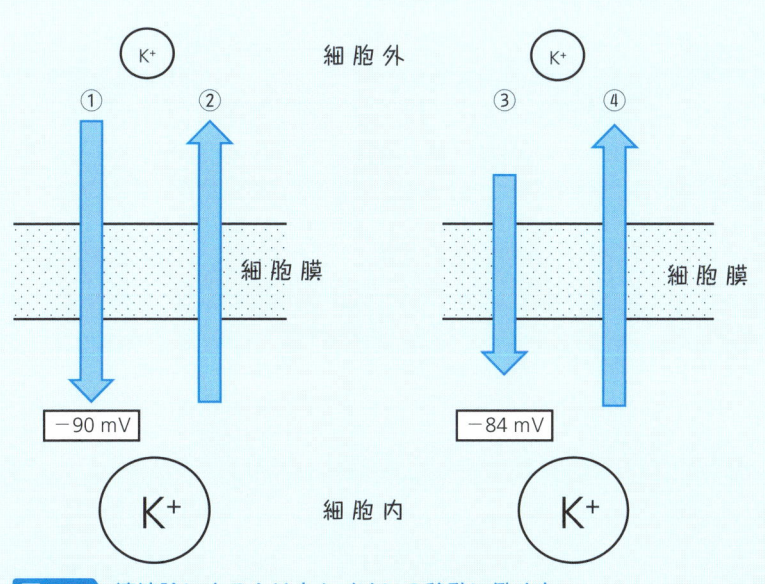

図4-12 溶液論によるカリウムイオンの移動に働く力
左：平衡状態，右：膜電位が－84 mV のとき．

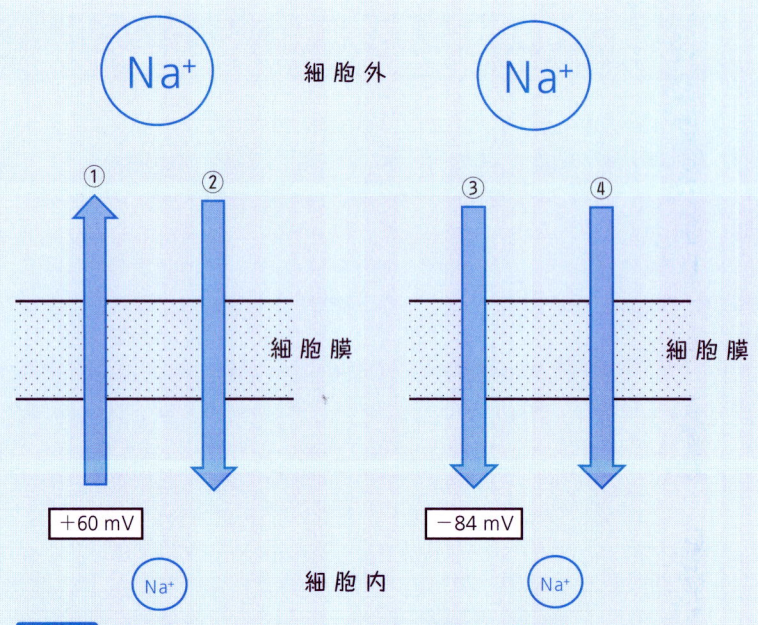

図 4-13 溶液論によるナトリウムイオンの移動に働く力
左：平衡状態，右：膜電位が−84 mV のとき．

リウムイオンのほうがナトリウムイオンより 25 倍大きくなっています．つまり，カリウムイオンのほうがナトリウムイオンよりも 25 倍，膜を通過しやすくなっています．このためカリウムイオンとナトリウムイオンは同数ずつ交換されます．

　では，なぜ正確に同数ずつ交換されると考えられるのかと言うと，以下のように考えることができるからです．仮に，細胞膜すべての領域で，カリウムイオンの流出がナトリウムイオンの流入より多いとしてみましょう．たとえば，3 個のカリウムイオンが流出し 2 個のナトリウムイオンが流入し続けているとすれば，正味の陽イオン流出が続くことになります．これは帯電現象を起こす静電気学的状況であり，流出する陽性電荷（カリウムイオン）によって細胞外はより陽性に，細胞内はより陰性に帯電します．細胞外を基準電位とすれば，膜電位としては，−84 mV より陰性に変化していくことになります．しかし，膜電位はカリウムイオンの平衡電位である−90 mV 以上に陰性化することはありません．もし膜電位が−90 mV に達したとすれば，そこでカリウムイオンの流出は止まります．平衡電位とは，イオンの移動がなくなる膜電位であったことを思い出してください．これはカリウムイオンとナトリウムイオンが 3：2 で交換され続けるとした仮定と矛盾します．逆の仮定（カリウムイオンとナトリウムイオンの交換比率が 2：3）をおいても，基本的に同じ議論が成立します．以上から，カリウムイオンとナトリウムイオンは同数ずつ交換されると考えられます．

　動電気学的考察では，「電流保存則」にしたがって，流出するカリウム電流の強さと流入するナトリウム電流の強さは等しいと結論されますが，溶液論による静電気学的考察でも，カリウムイオンとナトリウムイオンは同数ずつ交換されるという同じ結論が得られます．

column 4-3　能動輸送

　本文でも書いたように，能動輸送によって，細胞は細胞内のイオン環境を一定に保っています．この能動輸送は **K⁺-Na⁺ポンプ** と呼ばれています．このポンプはATP(adenosine triphosphate)のエネルギーを使って，カリウムイオンを細胞内に取り込み，ナトリウムイオンを細胞外に排出しています．カリウムイオンの流出とナトリウムイオンの流入は，自然に起こる過程ですが，逆の過程にはエネルギーを必要とするわけです（図4-14）．細胞はエネルギーを使って積極的にカリウムイオンを取り込み，それと交換する形でナトリウムイオンを排出しています．能動輸送の「能動」とは「エネルギーを消費して」という意味です．

　赤血球膜で調べられたK⁺-Na⁺ポンプでは，カリウムイオン2個を取り込み，ナトリウムイオンを3個排出するとされています[3]．ナトリウムイオンが1個余分に出て行くので，K⁺-Na⁺ポンプのところでは「正味の外向き電流」が生じています．これを動電気学的に考えれば，静止膜に内向き電流が発生することになります（図4-15）．この内向き電流によって静止膜は過分極します．過分極の程度は能動輸送の強さに依存します．多くの「正味の外向き電流」が流れれば，静止膜にはより多くの内向き電流が流れ，より大きな過分極が生じます．

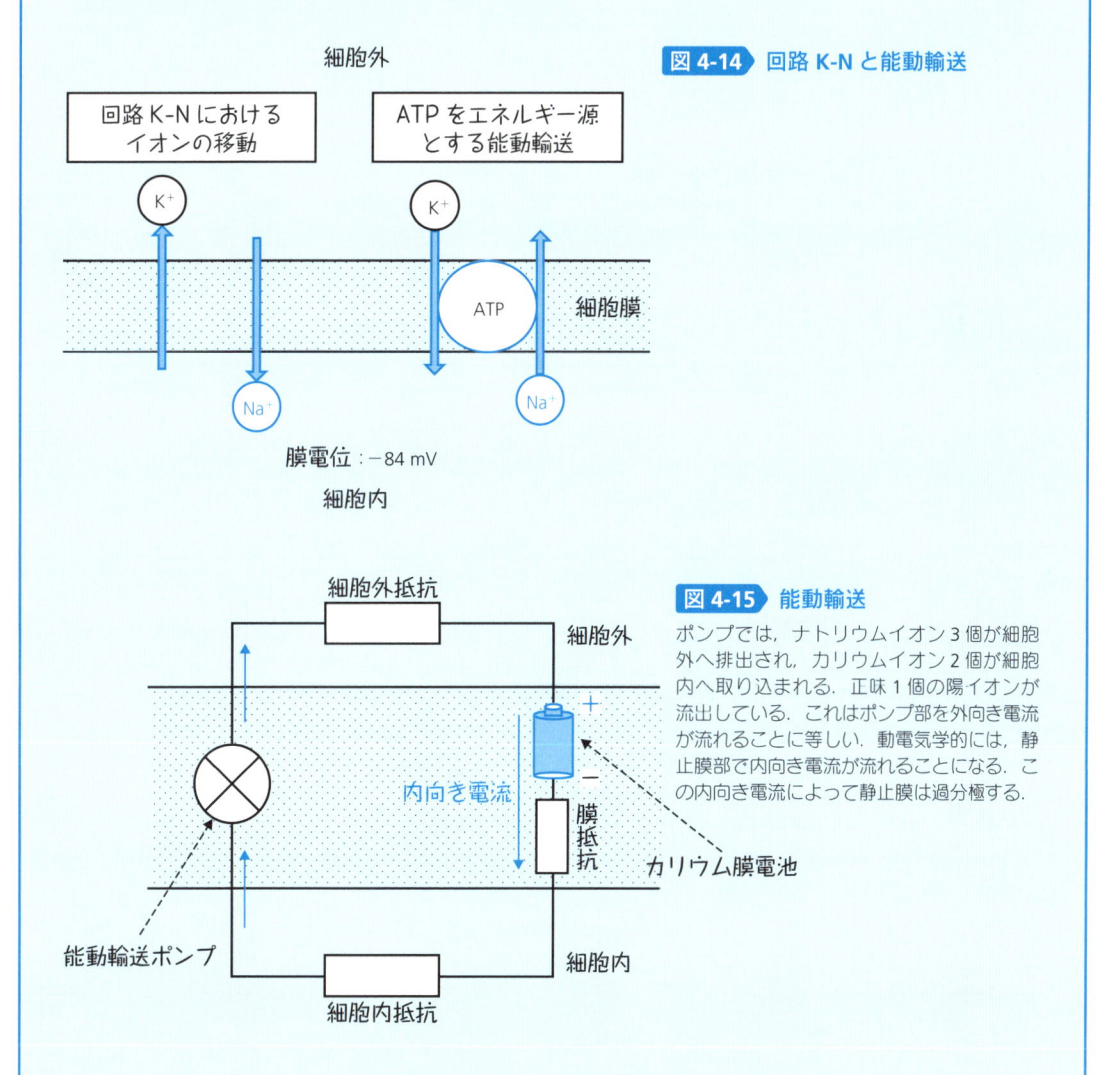

図 4-14 回路 K-N と能動輸送

図 4-15 能動輸送
ポンプでは，ナトリウムイオン3個が細胞外へ排出され，カリウムイオン2個が細胞内へ取り込まれる．正味1個の陽イオンが流出している．これはポンプ部を外向き電流が流れることに等しい．動電気学的には，静止膜部で内向き電流が流れることになる．この内向き電流によって静止膜は過分極する．

column 4-4　活動電位の発生と終息

　HodgkinとHuxleyのモデルでは，活動電位終息時に，静止時には閉じていたカリウムチャネルが新たに開いて，一過性にカリウム膜抵抗が静止時よりさらに低下するとされています．第1章の図1-13（p.18）に示したHodgkinとHuxleyの膜モデルでは，ナトリウム膜抵抗（R_{Na}）とともにカリウム膜抵抗（R_K）が可変抵抗器で表されていました．これは，活動電位終息時に，カリウム膜抵抗が一過性に静止膜時より一層低下することを表すためです．しかし，この過程は，本文でも言及したように，活動電位の終息に必須のものではありません．

　このような過程があれば，より早く，$R_K \ll R_{Na}$ の状態に復帰できるようになり，活動電位の時間経過は短くなります．また，膜電位も活動電位終息時に静止膜電位より一過性に過分極することになります．たとえば，静止膜時に $R_K : R_{Na} = 1 : 25$ であったとすれば，静止膜電位は−84 mVです．活動電位終息時に，カリウムチャネルが新たに一過性に開孔して $R_K : R_{Na} = 1 : 40$ になったとしましょう．そうすると膜電位は，本文で計算したように−86 mVになります．つまり，活動電位終息時に一過性の過分極が生じます（図4-16）．しかし，カリウムチャネルの新たな開孔は，膜電位が静止膜電位に復帰すること自体には必須ではありません．

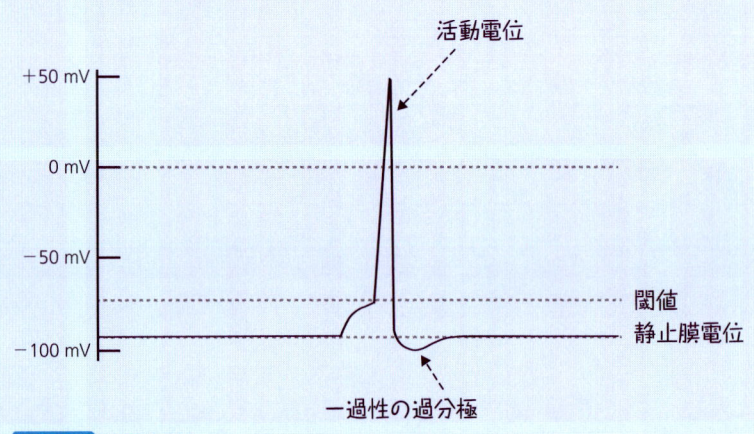

図 4-16　活動電位
活動電位終息時に一過性の過分極が生じている．

文献

1) Hodgkin AL, Katz B：The effect of sodium ions on the electrical activity of the giant axon of the squid. *J Physiol*（Lond）**108**：37-77, 1949
2) Hill B：*Ionic Channels of Excitable Membranes*. 2nd ed. Sinauer Associates, pp337-361, 1992
3) Post RL, Jolly PC：The linkage of sodium, potassium and ammonium active transport across the human erythrocyte membrane. *Biochim Biophys Acta*（Amst）**25**：118-128, 1957

第4章 セルフアセスメント

正しいものには○を，誤っているものには×をつけてみましょう．

|1| 膜電位は常に膜電池の起電力と等しい． （ ）

|2| 静止膜を外向きに膜電流が流れると脱分極が生じ，内向きに膜電流が流れると過分極が生じる． （ ）

|3| 本書で言う活動膜電位(active membrane potential)とは，活動電位(action potential)のことである． （ ）

|4| 活動膜電位(active membrane potential)とは，活動膜に正味の膜電流が流れていないときの膜電位のことである． （ ）

|5| 2種類のチャネルからなる膜モデル(図4-4)では，カリウムイオンは流出しナトリウムイオンは流入しつづけている． （ ）

|6| 2種類のチャネルからなる膜モデル(図4-4)では，膜を横切る「正味の膜電流」は存在しない． （ ）

|7| 2種類のチャネルからなる膜モデル(図4-4)では，膜電位はカリウム膜電池の起電力とナトリウム膜電池の起電力の平均値に等しい． （ ）

|8| 2種類のチャネルからなる膜モデル(図4-4)では，カリウム膜抵抗とナトリウム膜抵抗の比率が変化すると膜電位も変化する． （ ）

|9| 2種類のチャネルからなる膜モデル(図4-4)において，ナトリウム膜抵抗(R_{Na})がカリウム膜抵抗(R_K)よりかなり小さい($R_K \gg R_{Na}$)とき，この膜モデルはカリウムチャネルだけで近似的に表すことができる． （ ）

|10| ナトリウム膜抵抗が低下して，カリウム膜抵抗よりかなり小さくなると，膜電位は陽性に転化する． （ ）

|11| 静止膜は，膜にカリウムチャネルだけが存在する状態として近似的に表すことができる． （ ）

|12| 活動膜は，膜にカリウムチャネルだけが存在する状態として近似的に表すことができる． （ ）

|13| 静止膜状態から活動膜状態への変化は細胞膜の活性化と呼ばれる． （ ）

|14| 末梢神経を適切な強度で電気刺激したとき，活動電位は刺激電極の陽極側から発生する． （ ）

正答 |1| × |2| ○ |3| × |4| ○ |5| ○ |6| ○ |7| × |8| ○ |9| × |10| ○ |11| ○ |12| × |13| ○ |14| ×

第5章

活動電位の発生機序

- 活動電位(action potential)とは，活動膜に活動電流(正味の膜電流)が流れているときに，活動膜が示す膜電位です．
- 活動電位は，第4章で解説した活動膜電位(active membrane potential)とは異なります．活動膜電位は，活動膜に正味の電流が流れていないときに活動膜が示す膜電位でした．
- 図5-2が本章の結論となる図です．この図で，活動電位が発生したときの各部位の電位変化がわかります．

1 細胞膜の一部が活動膜になった場合の電気的等価回路

活動電位発生時の簡略化モデルによる表示

　細胞膜の一部が活動膜になったとします．他の部分は静止膜のままです．このとき，どのような電気回路ができ，どのような電流が流れるのかを示したのが図 5-1 です．この図では，第 4 章で考察した，静止膜と活動膜の簡略化モデルを使用しています．図 5-1 において，左から 3 つめの電池（[3]）のみが E_{Na} となっており，他はすべて E_K です．E_{Na} の部分が活動膜であり，他の部分は静止膜を表しています．

　ここで，回路 K-N では，2 つのチャネルの間に抵抗が描かれていなかったことを思い出してください．これは，回路 K-N では，2 つのチャネルが接近していて実質的に同じ細胞膜領域に属するとみなしていたからです．図 5-1 では，各領域はある程度離れていると考えているため，各領域間に細胞内外の溶液の抵抗が書き込まれています．

　図 5-2 では，図 5-1 において破線で囲んだ領域（a）を拡大して示しました．カリウム膜電池とナトリウム膜電池は極性が逆になっていますから，図 5-2 の矢印で示したように，時計回りに電流が流れます．これが「活動電流（action current）」です．活動電流（正味の膜電流）が流れているときに，活動膜の部分で記録される細胞内電位が「活動電位（action potential）」です．活動膜という局所的な細胞膜領域において，活動電流が流入しているわけです．図 5-3 は図 5-2 を乾電池のイメージを借りて書き換えたものです．図 5-2 の種々の記号や数字を削除したので，図 5-3 のほうが，電流の流れ方が直感的にわかりやすくなっていると思います．

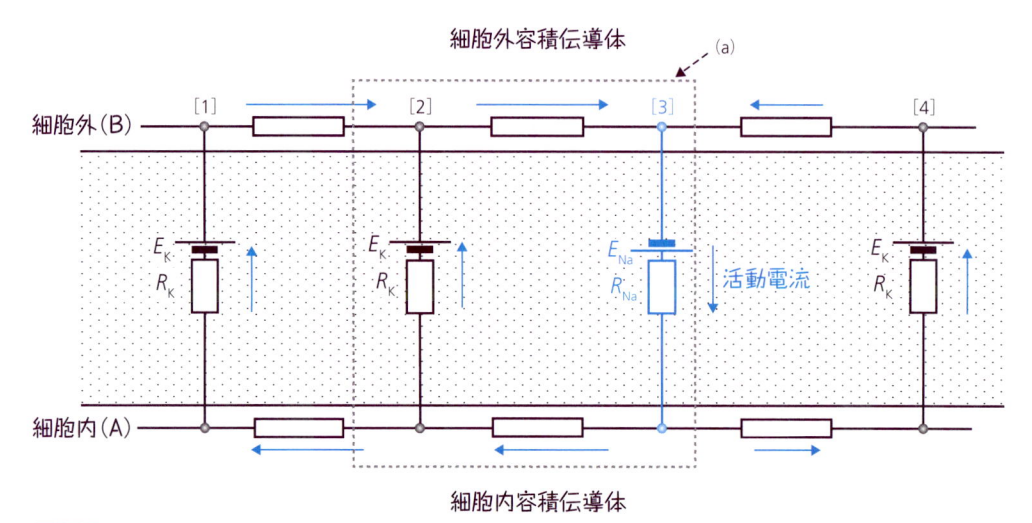

図 5-1 　細胞膜の一部が活動膜になった場合
[3] が活動膜で，他の部位（[1]，[2]，[4]）は静止膜である．カリウム膜電池とナトリウム膜電池の起電力差によって，図中矢印で示した方向に活動電流が流れる．

1 細胞膜の一部が活動膜になった場合の電気的等価回路

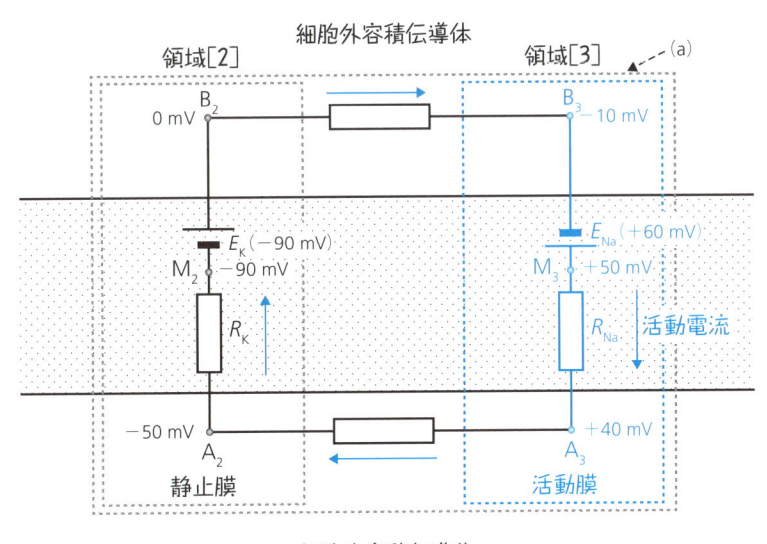

図 5-2 ▶ 活動膜発生時の電位分布の例示

図 5-1 において破線で囲んだ領域(a)を拡大表示したもの．領域［2］は静止膜，領域［3］は活動膜を表す．M_2 と M_3 は膜内の仮想的な部位．膜電池の起電力は細胞外を基準電位と考え，カリウム膜電池の起電力は陰性（－90 mV）で表示し，ナトリウム膜電池の起電力は陽性（＋60 mV）で表示している．

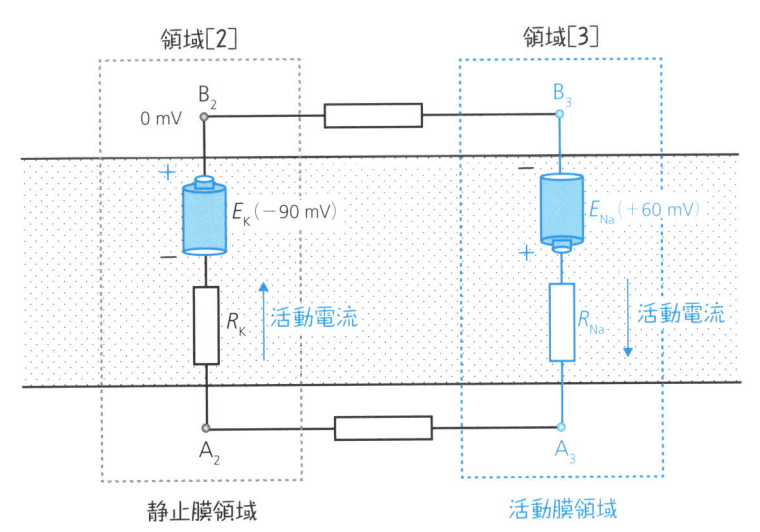

図 5-3 ▶ 図 5-2 を模式図で置き換えたもの

図 5-2 に書き込んだいくつかの数値を省略している．

2 活動電位発生時の電位分布

活動電位が細胞内陽性電位となる理由

図 5-2 を用いて，各部位の電位がどうなるか少々面倒ですが詳しく見ていきましょう．これによって，活動電位が細胞内陽性となる理由が理解できます．ただし，図 5-2 はあくまで模式図であることを確認しておきたいと思います．活動膜以外の部分はすべて静止膜ですから，実際には，連続して拡がっている静止膜領域から活動電流は分散して流れ出しています．しかしここでは，考察を単純化するために，電流は［2］と［3］からなる回路だけを流れているとして，回路内各部位の膜電位の変化を見てみましょう．

さて，この回路で，静止膜（領域［2］）の細胞外部位 B_2 を基準電位（0 mV）とします．B_2 から B_3 へ細胞外容積伝導体を電流が流れ，オームの法則に従って電圧降下が起こります．ここで 10 mV の電圧降下が起こったとします．すると B_3 の電位は－10 mV になります．次に活動膜（領域［3］）で，電流はナトリウム膜電池を通過して M_3 点に達します．ここに M_3 は，膜電池と膜抵抗の間に想定した活動膜内の仮想的な部位です．ここで，ナトリウム膜電池の起電力である＋60 mV の電位上昇が起こりますから，M_3 の電位は＋50 mV になります．次に電流が，膜抵抗 R_{Na} を通過すると，今度は電圧降下が起こります．仮に 10 mV の電圧降下が起こったとしておきましょう．実際，Hodgkin と Katz の実験では，9 mV ほどの電圧降下が起こるとされています[1]．そうすると，A_3 の電位は＋50 mV から 10 mV 電圧降下して＋40 mV になります．つまり，**活動膜部では，細胞内は陽性電位となります**．次に電流は，A_3 から A_2 へ細胞内容積伝導体を流れていきますから，ここでも電圧降下が起こります．それを 90 mV としておきます．したがって A_2 の電位は－50 mV になります．A_2 から M_2 へも電圧降下が起こります．ここに M_2 は静止膜内の仮想的な部位です．A_2 から M_2 への電圧降下を 40 mV とすれば，M_2 の電位は－90 mV になります．M_2 から B_2 まではカリウム膜電池の起電力によって 90 mV の電位上昇が起こります．こうして，B_2 は 0 mV になって電位変化の収支があったことになります．

このように収支が合うのは，電位変化の収支が合うように，私が適当な値を無理に割り当てたからではありません．回路の各抵抗の値を決め，オームの法則を用いて電圧降下の値を計算すれば，**回路を一周すると必ず電位は元の基準電位へ復帰します**．

以上の電位変化を図 5-4 にグラフ化しておきました．破線で示した電位上昇は電池で起こっています．実線で示した電位の低下は，抵抗を流れる電流によって電圧降下が起こるためです．

ここに示した電流が活動電流です．活動電流と膜抵抗および膜電池によって，この回路内の各部位の電位が決まります．**活動膜では，活動電流（ナトリウムイオン）の流入によって電位が低下しますが，その低下の程度は 10 mV ほどで，ナトリウム膜電池の陽性起電力を打**

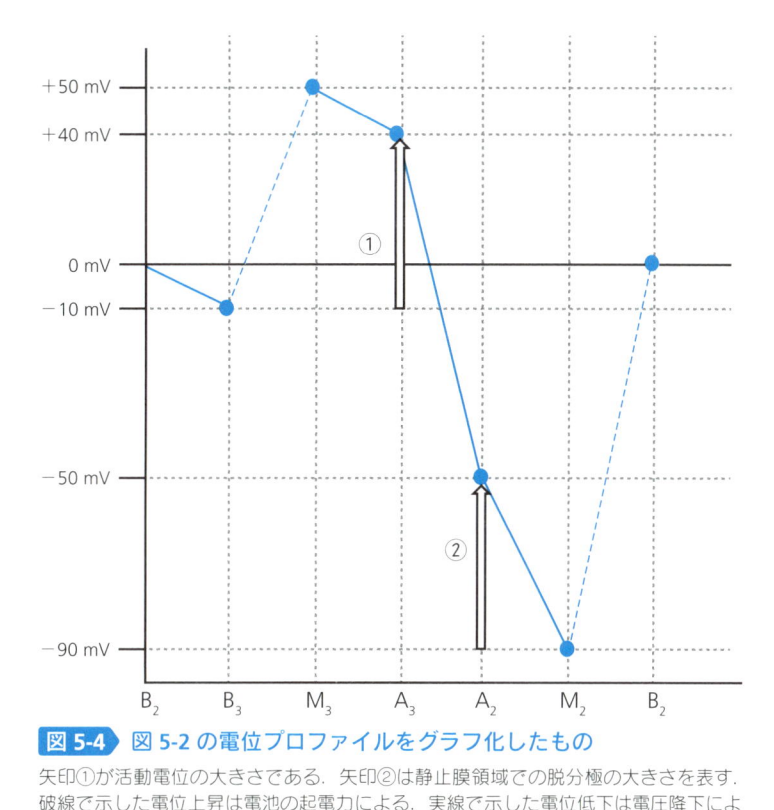

3 活動電位発生時の各部位の電位変化

図 5-4 図 5-2 の電位プロファイルをグラフ化したもの
矢印①が活動電位の大きさである．矢印②は静止膜領域での脱分極の大きさを表す．破線で示した電位上昇は電池の起電力による．実線で示した電位低下は電圧降下による．

ち消すほどの大きさはありません．以上が，序章で提起したパラドックスに対する解答です．

3 活動電位発生時の各部位の電位変化

前節では，B_2 から出発して時計回り方向に電位変化を見てきました．今度はこれを各領域での電位変化として見ると，いくつか重要なことがわかります．

活動膜領域での電位変化

活動膜領域（領域［3］）では，静止膜状態のときは－90 mV の膜電位を示していましたが，活動膜ができ活動電流が流れることで，膜電位は＋50 mV となります．先ほど A_3 点の電位を＋40 mV としましたが，これはこの部での膜電位ではありません．この点についてはすぐ後で解説します．つまり細胞内の電位は陽性に転化します．この＋50 mV が「活動電位（action potential）」です．言い換えれば，「活動電位」とは，活動膜に「正味の膜電流（活動電流）が流れている状態」で，活動膜が示す膜電位のことです．この値は，ナトリウム膜電

池の起電力（E_{Na}＝＋60 mV），すなわち，「活動膜電位（active membrane potential）」より陰性に傾いている点に注意してください．これは，膜抵抗（R_{Na}）のところで電圧降下が起こるからです．

さらにもう1点，重要なことがあります．活動膜の細胞内部位 A_3 は先ほど＋40 mV としました．しかしこの値は B_2 を基準電位としたときの値です．B_3 を基準としたときの電位ではありません．膜電位とは膜を挟んでの電位差のことですから（p.61 図 4-2 参照），B_3 が－10 mV で A_3 が＋40 mV であれば，活動膜部分での膜電位は B_3 を基準電位として＋40 mV －（－10 mV）＝＋50 mV になります．このことは案外見落とされがちなポイントです．図 5-4 のグラフで言えば，矢印①で示した，B_3 の電位と A_3 の電位間の電位差が，活動膜部分での膜電位になります．

活動膜領域（[3]）では「内向きの活動電流」が流れています．この活動電流によって，膜電位は，活動膜電池の起電力（E_{Na}）より陰性に変位しました．今はそれを 10 mV の電圧降下としました．つまり，活動膜電位（active membrane potential）は＋60 mV であるのに対し，活動電位（action potential）は＋50 mV と，より陰性になっています．ここは開孔したナトリウムチャネルが豊富に存在する部位ですから，この「内向き電流」はナトリウムイオンによって担われています．したがって，活動膜部分で，ナトリウムイオンが活動電流として細胞内へ流入することは，膜電位を陰性方向に変位させます．陽性方向に変位させることには寄与していません．

以上から，「活動電位発生時，活動電流としてナトリウムイオンが細胞内へ流入することが『原因』となって，細胞内は陽性となる」とする考えは誤解とするほかありません．活動膜を通過して細胞内へ流入したナトリウムイオンは，流入した細胞内領域にとどまって，その部を帯電するわけではありません．ナトリウムイオンが流入すると同時に，同部に存在していた他の陽性電荷（主としてカリウムイオン）はその領域から出て隣接領域へと流れていきます．第2章の図 2-2（p.28）に示したように，抵抗内では電気的中性の状態が維持されたまま電荷が移動していきます．ここに帯電現象は起こりません．したがって，本来，動電気学によって処理すべき問題を，帯電現象が起こる静電気学的イメージで考えてしまったことに，このような誤解の原因があると思われます．

静止膜領域での電位変化

静止膜領域（領域［2］）では，活動膜ができる前は－90 mV の静止膜電位を示していましたが，活動電位が発生すると膜電位は－50 mV に変化しました．これは 40 mV の脱分極に相当します．つまり，活動膜が近接部に生じたとき，静止膜部には 40 mV の脱分極が生じたことになります．図 5-4 のグラフで A_2 のところに示した上向き矢印②が，この部位での脱分極に相当します．

静止膜領域（[2]）では「外向き電流」が流れ脱分極を生じています．陽性電荷が細胞内から外部へ流出しているにもかかわらず，膜電位は脱分極するのです．これは第4章でも考察したように，オームの法則からの帰結です．静止膜領域のイオンチャネルは主としてカリ

ウムチャネルですから，カリウムイオンが細胞外へ流出していることになります．「ナトリウムイオン(陽イオン)が細胞内へ流入することが，細胞内を陽性にする『原因』である」とする考えが正しいなら，カリウムイオン(陽イオン)が流出すれば，細胞内はより陰性となって過分極するはずです．しかし実際には脱分極します．

細胞外での電位変化

　細胞外で電位記録したとすれば，活動電位発生時，基準電位を静止膜部分(B_2)に置けば，活動膜の細胞外部分(B_3)は陰性電位を示します．今の場合それは－10 mVでした．ところで，その部位の細胞内電位(A_3の電位)は＋40 mVでした．B_3とA_3は，10 nmときわめて薄い細胞膜で隔てられているだけです．細胞内は陽性電位(＋40 mV)であるのに，10 nm隔てただけの細胞外は陰性電位(－10 mV)となっています．このように，膜を挟んで電位が激変する理由は膜電池にあります．活動電位発生時，細胞内は陽性電位であるのに，ごく薄い膜を隔てただけの細胞外電位が陰性となるのは，膜電池の存在に依拠しています．

　私たち医療従事者が臨床現場において記録している電位変化は，すべて，細胞外容積伝導体を流れる電流によって惹起された電圧降下です．私たちは，細胞外容積伝導体に2個の電極を置き，その間の電位差(電圧)を記録しています．たとえば，図5-2や図5-3で言えば，B_2とB_3間を流れている電流による電圧降下を記録しているのです．細胞外容積伝導体に電流が流れなければ電極間に電位差は存在せず，電位変化は記録されません．したがって，細胞外容積伝導体内を電流はどの方向に向かって流れているのか，どの程度遠くまで拡がって流れているのか，あるいは，流れていないのか，流れるときの電流の軌跡はどのような形をしているのか，容積伝導体の形状によって電流の流れ方はどういう制約を受けるのか，これらのことが実際に記録される電位波形に影響します．

4 活動電位の伝導

　最後に，活動電位の伝導の仕方を考えておきましょう．図5-1で静止膜領域［2］や［4］では，活動電流が外向きに流れています．この外向き電流によって，領域［2］や［4］の静止膜は脱分極します．この脱分極が閾値を超えると同部の細胞膜は静止膜状態から活動膜状態へと「活性化」され，領域［2］と［4］に活動電位が発生します．こうして，活動電位は領域［2］から左右両方に伝わって(伝導して)いきます．この過程は，生理学的には，領域［2］と［4］で電圧依存性ナトリウムチャネルが開くことに対応しています．活性化によって，活動膜には細胞内陽性(＋60 mV)のナトリウム膜電池が存在するようになるため(第4章p.71 図4-10参照)，活動電位は減衰することなく同じ大きさで伝わっていきます．

　一方，元々活動膜であった領域［3］は不活化されていきますが，しばらくの間は活動膜に転化することができません．この期間を「不応期」と呼んでいます．いったん活動膜となっ

た細胞膜が再び活動膜になるには，一定の休止期（不応期）が必要なわけです．不応期がなければ，領域［2］や領域［4］の活動電位が再び領域［3］を活性化することになるでしょう．これでは，活動電位は領域［3］→領域［2］→領域［3］，あるいは領域［3］→領域［4］→領域［3］と行きつ戻りつすることになります．不応期によってこのような不都合が起こらないように制御されています．

　以上から，図5-1において，何らかの刺激によって領域［3］に活動電位が発生したとすれば，①活動電位は細胞膜を両方向性に伝わっていくこと，②活動電位は行きつ戻りつすることはなく一定の方向に進行していくこと，③活動電位は伝導していってもその大きさが変わらないこと，がわかります．

5　活動電位発生機序のまとめ

　活動電位の発生機序は，以下のようにまとめられます．活動電位発生時に細胞内が陽性となるのは，活動膜の膜電池が，ナトリウム膜電池で近似される細胞内陽性の電池となるからです．本書では，この膜電池の起電力を＋60 mVで近似しました．活動電位が発生すると，活動電流（ナトリウムイオン）が細胞内へ流入しますが，この電流によって膜抵抗部で電圧降下が起こります．その大きさはHodgkinとKatzによれば9 mV程度とされています[1]．本書ではそれを10 mVとしました．したがって，活動電位は＋60 mV－10 mV＝＋50 mVの細胞内陽性電位を示すことになります．

　細胞膜を，「内向き電流」が流れれば，細胞膜は「膜電池の起電力より過分極」して，より陰性電位に，「外向き電流」が流れれば，「膜電池の起電力より脱分極」して，より陽性電位になります．この現象は第2章の図2-5（p.32）に示したとおりでオームの法則に依拠しています．

文　献

[1] Hodgkin AL, Katz B：The effect of sodium ions on the electrical activity of the giant axon of the squid. *J Physiol* (Lond) **108**：37-77, 1949

第5章　セルフアセスメント

正しいものには○を，誤っているものには×をつけてみましょう．

1. 活動電位（action potential）とは，活動膜（active membrane）に活動電流が流入したときに活動膜が示す膜電位のことである．　　　　　　　　　　（　）

2. 活動電位発生時，活動膜には内向き電流が流れ，静止膜にも内向き電流が流れる．　　　　　　　　　　　　　　　　　　　　　　　　　　　　　　（　）

3. 活動電流は膜電位を活動膜電位から陰性方向に変化させる．　　　　　（　）

4. 活動電位は活動膜の起電力より陽性の電位である．　　　　　　　　　（　）

5. 活動電流が細胞内へ流入すること（ナトリウムイオンの流入）が，活動電位を細胞内陽性とする原因である．　　　　　　　　　　　　　　　　　　　（　）

6. 静止膜の細胞外部位を基準電位として，活動電位発生部位の細胞外電位を記録したとき，陰性電位が記録される．　　　　　　　　　　　　　　　　　（　）

7. 細胞外で記録される電位は，細胞外溶液を流れる電流によって惹起された電圧降下によるものである．　　　　　　　　　　　　　　　　　　　　　　（　）

正答　1 ○　2 ×　3 ○　4 ×　5 ×　6 ○　7 ○

第6章

興奮性シナプス後電位 (EPSP) 発生機序

- 興奮性シナプス後電位 (EPSP) の発生機序を解説します．
- 興奮性シナプス入力があると，シナプス後の神経細胞にシナプス電流が流れます．この電流が静止膜部分を外向きに流れることによって，静止膜に脱分極が起こります．これが，その静止膜部位における EPSP です．
- 図 6-5 と図 6-6 が本章の結論です．興奮性神経伝達物質によって，シナプス下膜のイオンチャネルが開いてシナプス電流が流れているところを描いています．
- EPSP の発生機序を元に電流双極子について解説します．さらに電流双極子と脳磁図の関係についても簡単に言及しました．

1 興奮性シナプスの構成とシナプス下膜の膜電池

興奮性の活性シナプス下膜の発生機序

シナプス前神経細胞の軸索終末から興奮性神経伝達物質（excitatory neuro-transmitter）が放出されると，シナプス後神経細胞のシナプス下膜に存在するイオンチャネルの受容体と結合します（図 6-1，図 1-2 の再掲）．そうなると，これらのイオンチャネルは開孔します（図 6-2 (2)）．このように，興奮性神経伝達物質と結合することで開孔するイオンチャネルを，興奮性のリガンド依存性イオンチャネル，あるいは，興奮性神経伝達物質依存性イオンチャネルと呼んでいます．ここでイオンチャネルが開いた状態になったシナプス下膜を「活性シナプス下膜」と呼んでおきましょう．本章では EPSP を扱っているので，「興奮性の活性シナプス下膜」ということになります．「興奮性神経伝達物質がシナプス下膜にある神経伝達物質依存性イオンチャネルと結合し，イオンチャネルが開孔した状態」という意味です．

シナプス下膜が活性シナプス下膜になると，図 6-3 に示したように，シナプス下膜と静止膜領域の間に興奮性シナプス電流が流れます．**シナプス電流が静止膜部を外向きに流れることによって静止膜部は脱分極します．この脱分極が EPSP です．**

シナプス電流は，静止膜の広い領域に渡って流れていきます．図 6-3 で B, C, D と示した部位等をシナプス電流は外向きに流れていきます．したがって，EPSP は B, C, D いずれの部位でも発生しています．シナプス電流が流れているすべての部位で EPSP は発生して

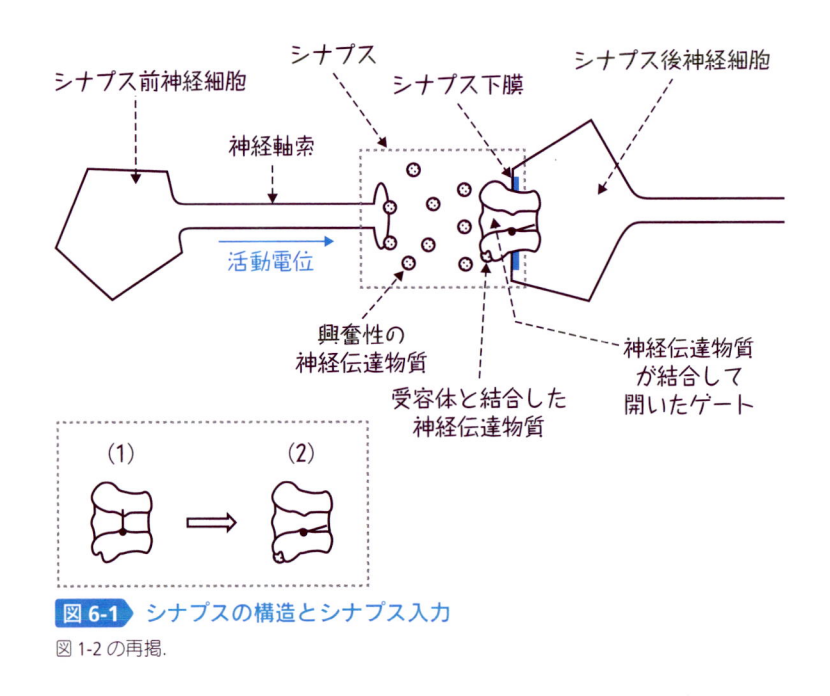

図 6-1 シナプスの構造とシナプス入力
図 1-2 の再掲．

1　興奮性シナプスの構成とシナプス下膜の膜電池

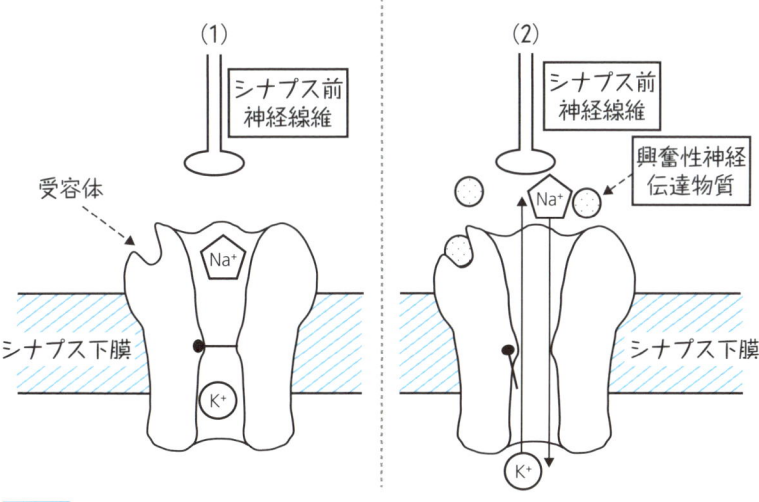

図 6-2 興奮性の神経伝達物質依存性イオンチャネル

(1)受容体に神経伝達物質が結合していない状態．イオンチャネルは閉じている．(2)興奮性神経伝達物質が受容体に結合した状態．イオンチャネルは開孔する．チャネルが開孔することによって，カリウムイオンとナトリウムイオン両方に対する透過性が亢進し，両イオンに対する透過性はほぼ等しくなる．この状態を，「興奮性の活性シナプス下膜」と呼ぶことにする．

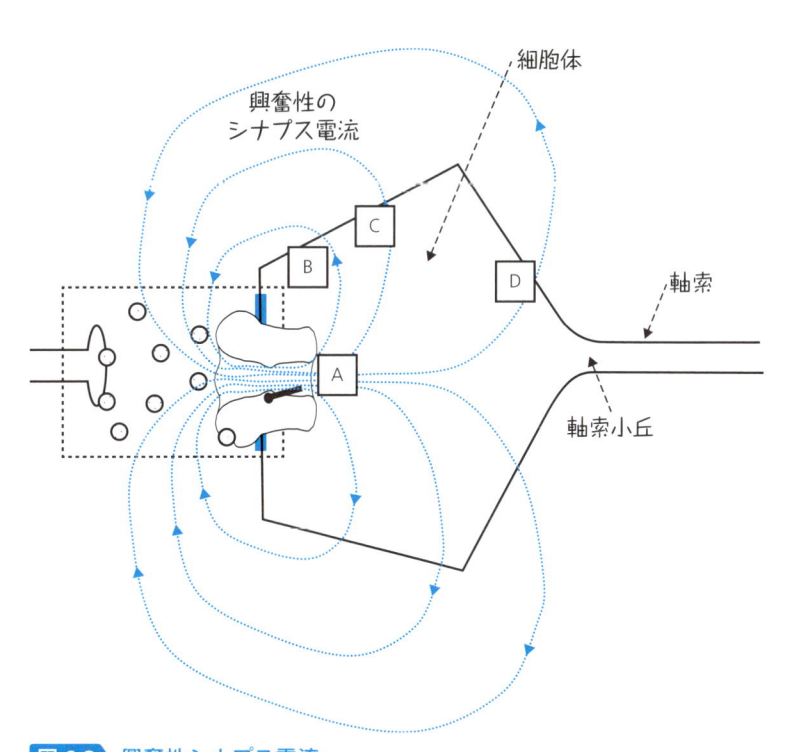

図 6-3 興奮性シナプス電流

神経伝達物質依存性イオンチャネルが開孔すると，シナプス下膜と静止膜の間に興奮性のシナプス電流が流れる．この電流は，シナプス下膜部で細胞内へ流入し，静止膜部で細胞外へ流出する．静止膜を外向きに流れる電流によって静止膜は脱分極する．この脱分極がEPSPである．したがって，EPSPはシナプス電流が流れるすべての細胞内領域で発生している．活動電位は閾値の低い軸索小丘から発生する．

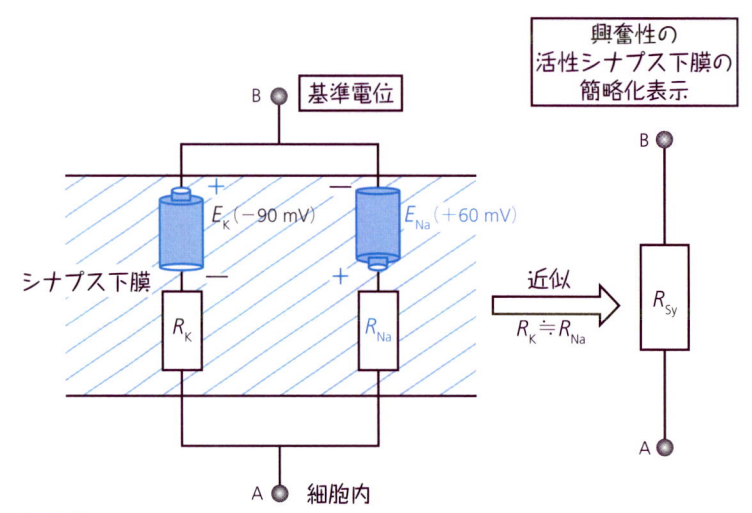

いると考えられます．EPSPは細胞内の1か所で発生するのではありません．

興奮性活性シナプス下膜の簡略化モデル

　興奮性シナプスには種々のものがありますが，AMPA型興奮性シナプスでは，シナプス下膜のイオンチャネルが開孔すると，カリウムイオンとナトリウムイオンの両方が同程度に通過しやすくなります（図6-2(2)）．しかし，このチャネルは塩素イオンを通過させません．したがって，このチャネルの電気的等価回路も，回路K-Nをもって表わすことができます．そこで，回路K-Nにおいて$R_K : R_{Na} ≒ 1 : 1〜0.7$になったとしてみます．このとき，第4章の［4-2］式（p.66）を用いて計算すると，「興奮性の活性シナプス下膜の膜電位」は-15 mV〜0 mVになります．本書では簡素化のために，「興奮性の活性シナプス下膜の膜電位」を0 mVとしておきます．つまり，「**興奮性神経伝達物質が結合してチャネルが開いた状態にあるシナプス下膜**」を「**膜電池がなく膜抵抗だけが存在する状態になった膜**」と近似的に考えるわけです（図6-4）．

　この電位は，一般に「EPSPの逆転電位（reversal potential）」とか，ときにはEPSPの平衡電位と呼ばれているものに相当しますが，本書では「興奮性の活性シナプス下膜の膜電位」と呼んでおきます．「逆転」の意味をここで解説している余裕はありません．拙著『臨床電気神経生理学の基本』第10章に記載しましたので，興味のある方はそちらをご参照ください．

　ここで，EPSPが0 mVであると言っているわけではありません．この点はきわめて重要な論点ですから間違わないようにして下さい．第4章で，静止膜や活動膜の簡略化モデルを示しましたが，ここで考えているのは，「興奮性の活性シナプス下膜」の簡略化モデルです．すなわち，①静止膜が「カリウム膜電池とカリウム膜抵抗だけからなる電気回路」で近似で

図6-4　興奮性の活性シナプス下膜の簡略化モデル
シナプス下膜に存在する興奮性の神経伝達物質依存性イオンチャネルが開孔したときの状態は，膜電池がなく膜抵抗だけからなる電気回路で近似される．R_{Sy}：興奮性の活性シナプス下膜の膜抵抗．

き，②活動膜が「ナトリウム膜電池とナトリウム膜抵抗だけからなる電気回路」で近似されたのと同様に，③興奮性の活性シナプス下膜は「膜抵抗だけ」で近似されるという意味です．この意味で，「興奮性の活性シナプス下膜の膜電位」は，「静止膜における静止膜電位」や「活動膜における活動膜電位」に相当するもので，これらの電位と同様，zero-current potentialです．活性シナプス下膜に正味の膜電流が流れていないときに，興奮性の活性シナプス下膜が示す膜電位のことです．

　興奮性の活性シナプス下膜の膜電池の起電力を0 mVとすれば，静止膜の膜電池の起電力（−90 mV）との間に起電力差が発生することになります．この差よって膜電流が流れるようになります．これが「興奮性シナプス電流」で，活動電位における活動電流に相当するものです．

2　電気的等価回路によるシナプス電流の解析

シナプス電流と電気回路各部位における電位

　では電気的等価回路でシナプス電流について考えていきましょう（図6-5）．図6-6は図6-5にチャネルの模式図や各部位の電位を詳しく書き入れたものです．多くの補助的な数字や文字が書き込まれているため煩雑な図となっていますが，図6-5を手助けとして活用しながら見ていってください．

　さて，興奮性シナプス入力があると，その部分のシナプス下膜は膜抵抗だけになります．

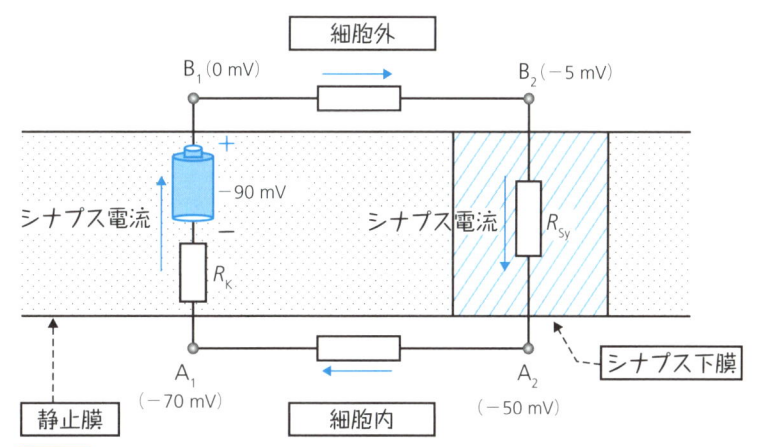

図6-5　興奮性シナプス電流の発生
シナプス下膜を内向きに，静止膜を外向きにシナプス電流が流れる．外向き電流によって静止膜は脱分極する．この脱分極が静止膜部でのEPSPである．シナプス下膜は，内向き電流によって，シナプス下膜の膜電池の起電力（0 mV）より過分極し陰性電位を示す．これがシナプス下膜直下のEPSPである．

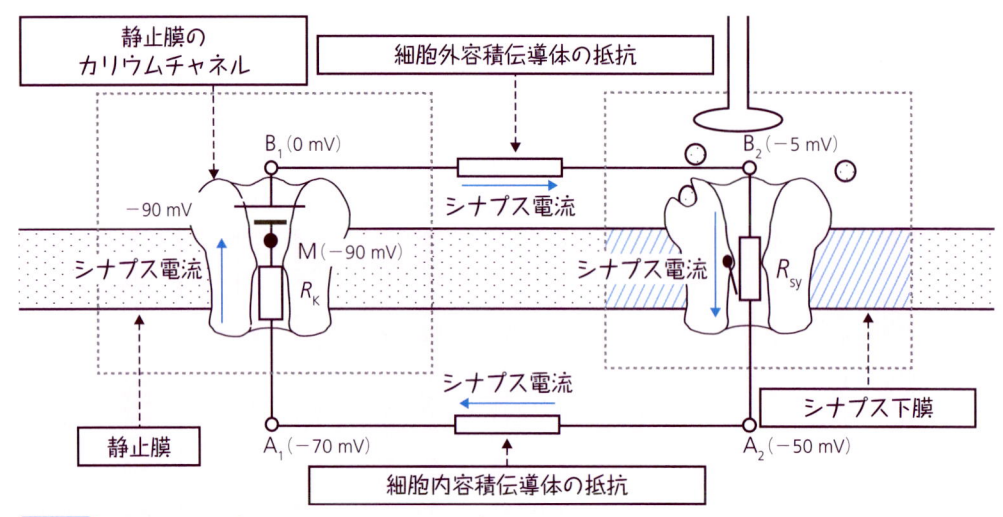

図 6-6 興奮性シナプス電流の発生時の電位プロファイル

　静止膜はそのままの状態です．このとき，静止膜とシナプス下膜の間にシナプス電流が流れます．図 6-5 あるいは図 6-6 からわかるように，シナプス電流は静止膜部を外向きに流れますから，静止膜は脱分極します．この脱分極が「その静止膜部位における EPSP」です．**シナプス電流が流れ，オームの法則にしたがって膜電位が変化した結果が EPSP であって，EPSP が発生した結果，シナプス電流が流れるのではありません．因果関係に注意してください．**

　活性シナプス下膜には，膜電池がなく膜抵抗しか存在しません．この部位を内向き電流が流れます．この内向き電流によって，シナプス下膜は，活性シナプス下膜の膜電池の起電力 (0 mV) より過分極します．つまり，細胞外 B_2 点を基準としたときの細胞内 A_2 点の電位は陰性電位となります．この細胞内陰性の電位が「シナプス下膜直下における EPSP」です．したがって，「シナプス下膜直下の EPSP」は，興奮性神経伝達物質が伝達物質依存性イオンチャネルを開いたうえで，同チャネルを内向き電流が流れることによって発生すると言えます．これは，静止膜に外向き電流が流れることによって発生する「静止膜部の EPSP」とは，発生機序が異なっています．しかし，どちらも EPSP であることに変わりはありません．

　以上のことを活動電位のときと同様に，具体的な値を割り当てて考えてみましょう．図 6-5 (図 6-6) の B_1 点を基準電位 (0 mV) とします．B_1 から B_2 へ電流が流れていますから，電圧降下の原理によって電位が低下します．B_2 の電位を仮に -5 mV としておきましょう．B_2 から A_2 までは，シナプス下膜の膜抵抗を電流が流れるため電位が低下します．ここでは A_2 の電位を -50 mV としておきます．次に，A_2 から A_1 へ細胞内容積伝導体内を電流が流れていきます．ここでも電圧降下が起こり A_1 の電位はさらに低下します．A_1 の電位を -70 mV としておきましょう．次に，静止膜部を外向きに電流が流れていきます．膜内の仮想的な点を M とすれば，M 点の電位は A_1 より低くなります．それを -90 mV とします．最後に，静止膜の膜電池によって 90 mV の電位上昇が起こります．このようにして B_1 の電位 (0 mV) に復帰します．以上，各部位での電位を，図 6-7 にグラフとして示しておきました．

シナプス電流とEPSP

B_1を基準電位としたとき，シナプス下膜の細胞外B_2点の電位は-5 mVで，細胞内A_2点は-50 mVでした．したがって，同部の膜電位はB_2点を基準として-50 mV$-(-5$ mV$)=-45$ mVになります．シナプス入力がないときは，シナプス下膜も-90 mVの静止膜電位を示していたはずですから，-45 mVは45 mVの脱分極に相当します．これがシナプス下膜直下で記録されるEPSPです．

一方，静止膜では，シナプス入力がないときは-90 mVの電位であったものが，シナプス入力が生じると-70 mVになりました．これは20 mVの脱分極に相当します．これがシナプス部から離れた静止膜領域で記録されるEPSPです．図6-7のグラフでは，A_1のところに示した上向き矢印がこの脱分極に相当します．

こうして，興奮性シナプス入力があると，細胞内の多くの部位が脱分極しEPSPを生じることになります．**EPSPはシナプス部にだけ生じるわけではありません．シナプス電流が流れ出るすべての静止膜部位で発生しています**（図6-3参照）．ただし，**EPSPの大きさは部位によって異なります．シナプス下膜直下が一番大きく，シナプス部から離れるにしたがってシナプス電流が減っていくため，EPSPは小さくなっていきます．**ここで重要なことは，**脱分極が起こっても，細胞内は細胞外に対して陰性電位にとどまる**ということです．これは第1章で指摘しておいたことです（第1章 p.6 図1-1参照）．「活動膜」では，膜電池の起電力が細胞内陽性であったのに対し，「興奮性の活性シナプス下膜」では膜電池の起電力は0 mVです．これが，「活動電位は細胞内陽性の電位となるのに対し，EPSPでは細胞内陰性の電位になる」という違いが生じる理由です．

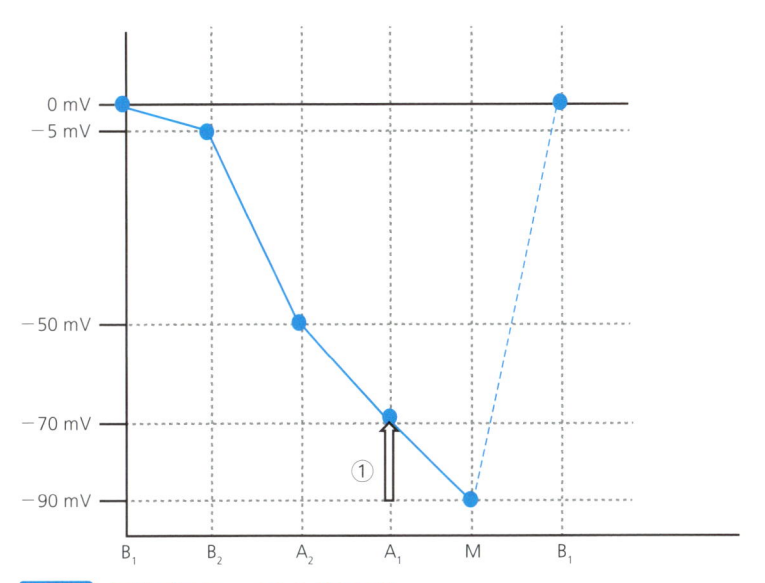

図 6-7　電位プロファイルのグラフ化
矢印①は静止膜領域における脱分極を示す．破線で示した電位上昇は電池の起電力による．実線で示した電位低下は電圧降下による．

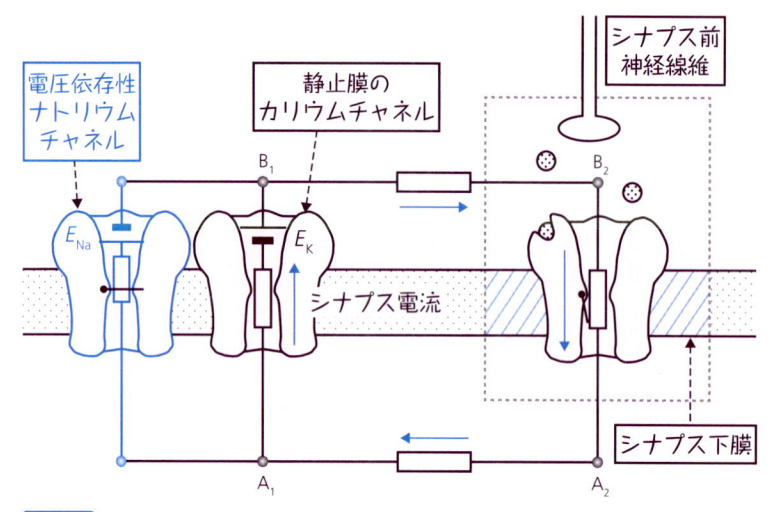

図 6-8 シナプス電流による活動電位の発生機序

シナプス電流によって，静止膜のカリウムチャネル部で閾値を超える脱分極が起こると，隣接した電圧依存性ナトリウムチャネルが開孔する．

　もう1点留意していただきたいのは，シナプス下膜に存在する神経伝達物質依存性イオンチャネル自体から，活動電位が発生するのではないということです．活動電位は，静止膜に存在する電圧依存性ナトリウムチャネルが開くことによって発生します．シナプス電流が流れることによって静止膜は脱分極し，この脱分極（EPSP）が閾値以上に達すれば，近傍の電圧依存性ナトリウムチャネルが開孔して活動電位が発生します．図 6-8 では，静止膜のカリウムチャネルに隣接した電圧依存性ナトリウムチャネルを描いておきました．このナトリウムチャネルは閉じていて電流は流れていません．静止膜のカリウムチャネルを外向き電流が流れて同部が脱分極し，その大きさが閾値に達すると，隣接した電圧依存性ナトリウムチャネルが開孔します．これによって活動電位が発生することになります．

活動電位の発生部位 − 軸索小丘

　EPSP の大きさ（脱分極の絶対値）は，シナプス下膜直下が一番大きくシナプス下膜から離れるにつれ小さくなるとしました．そうであれば，活動電位はシナプス下膜近傍から発生するはずです．しかし実際にはそうなりません．それは，神経細胞では，活動電位が発生する閾値が細胞膜の部位によって異なるからです．神経細胞では，細胞体から軸索が出る軸索小丘付近が最も閾値が低いとされています．したがって，神経細胞の活動電位は軸索小丘から発生することになります．図 6-3 で言えば，Aで脱分極は最も大きく，B，C，Dとシナプス部から遠ざかるにつれ脱分極は小さくなっていきますが，軸索小丘が最も閾値が低いため，この部を外向きに流れる電流によって，活動電位は軸索小丘から発生することになります．

3 大脳皮質錐体細胞による電流双極子

　ここでは前節で述べたことを用いて，大脳皮質錐体細胞に興奮性シナプス入力があったときの，①電流の流れ方と②細胞外容積伝導体で記録される電位変化について検討し，錐体細胞による電流双極子の発生機序を考察します．大脳皮質には，図 6-9 に示したような尖端樹状突起（apical dendrite，尖頂樹状突起とも言う）を持った錐体細胞が多数並列して存在しています．錐体細胞の細胞体は大脳皮質深部に位置し，細胞体から尖端樹状突起が垂直に皮質表面へと伸びています．この尖端樹状突起の表層部（大脳皮質表面に近い部位）に興奮性シナプス入力があったとき，大脳皮質の深部から大脳皮質表層部へ向かって，細胞外をシナプス電流が流れていきます（図 6-10）．以下では，なぜこのような電流が流れるのか考え，それをもとに細胞外で記録される電位分布について考えたいと思います．

錐体細胞内外での電流の流れ方についての電気回路による考察

　では図 6-11 を見てください．大脳皮質尖端樹状突起表層部に興奮性シナプス入力があると，この部分のシナプス下膜は，電池がなく膜抵抗だけが存在する状態になります．一方，大脳皮質深部の細胞体やその近傍部の細胞膜は静止膜のままですから，細胞内陰性のカリウム膜電池が存在しています．ここに電位差が出現し，細胞内外を図示した方向にシナプス電流が流れます．大脳皮質深部にある細胞体の細胞膜から流出した電流（図 6-11 の［2］）は，

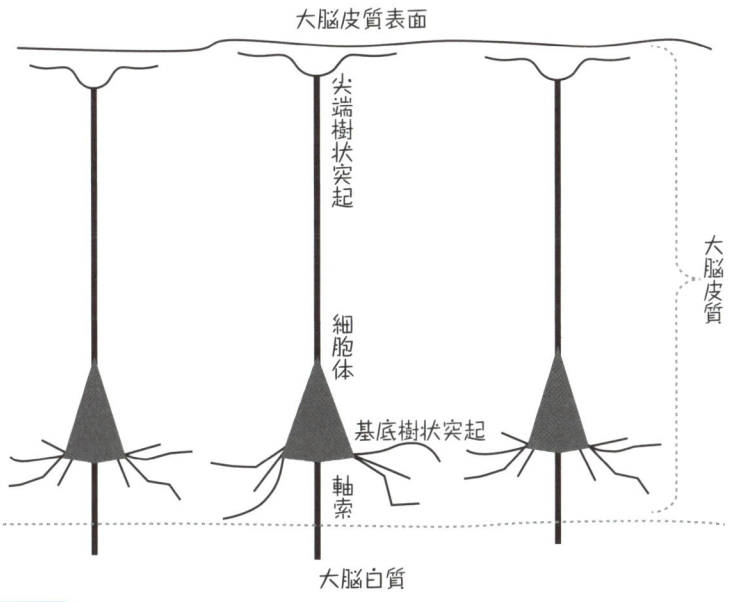

図 6-9 大脳皮質錐体細胞

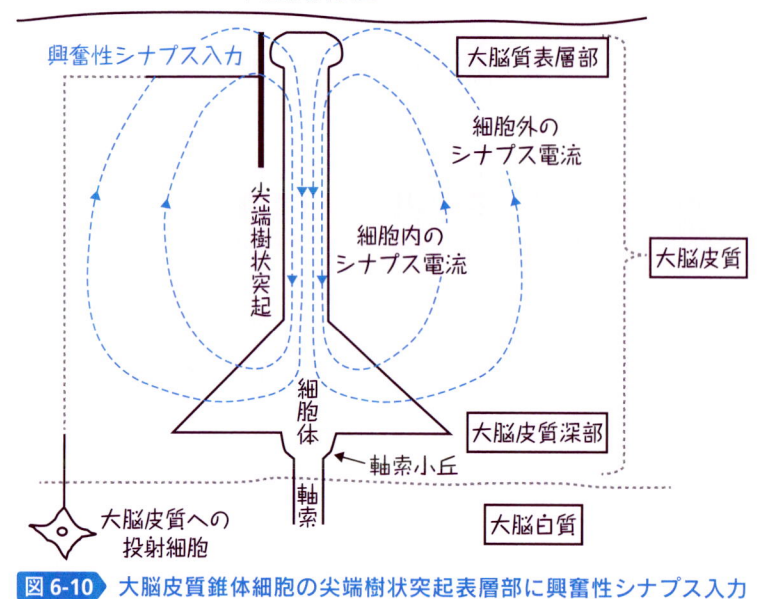

図 6-10 大脳皮質錐体細胞の尖端樹状突起表層部に興奮性シナプス入力があった場合

細胞外容積伝導体を，大脳皮質深部（細胞体近傍）から大脳皮質表層部へ向かう電流が流れ，尖端樹状突起内（細胞内）を表層部から深部へ向かって逆向きの電流が流れる．

細胞外容積伝導体内を大脳皮質表層部へ向かって流れていきます．大脳皮質表層部では，電流が細胞内（尖端樹状突起の表層部内）へ流入します（図 6-11 の［1］）．さらに，電流は尖端樹状突起表層部から細胞体部へ向かって尖端樹状突起内を下降していきます．

このようにして電気回路をシナプス電流が流れていきます．このとき，細胞外容積伝導体を流れるシナプス電流と尖端樹状突起内を流れるシナプス電流（細胞内電流）は，同時に流れ出します．説明の都合上，「①細胞体から流出した電流が細胞外容積伝導体を流れ，②それが尖端樹状突起の表層部内へ流入し，③尖端樹状突起内を細胞体へ向かって流れていく」と記載しましたが，これは時間経過を表したものではありません．①，②，③のシナプス電流は同時に流れ出します．この点は，第 2 章 -2（p.28）や p.38 column 2-1 を復習しておいてください．

なお，尖端樹状突起表層部は，シナプス入力という能動的な生理過程があって電流が流れ込む部位となっているため「active sink」と呼ばれ，錐体細胞深部は，生理学的に特別な変化が起こっていないにもかかわらず電流が流れ出すため「passive source」と呼ばれています．

細胞外容積伝導体内の電位分布と電流双極子

以上から，細胞外容積伝導体内では，オームの法則にしたがって，細胞体近傍の大脳皮質深部が「相対的」に陽性で，大脳皮質表層部は「相対的」に陰性となることがわかります．そして，細胞外を流れている電流線に垂直な面（線）は等電位面（線）を表すことになります．

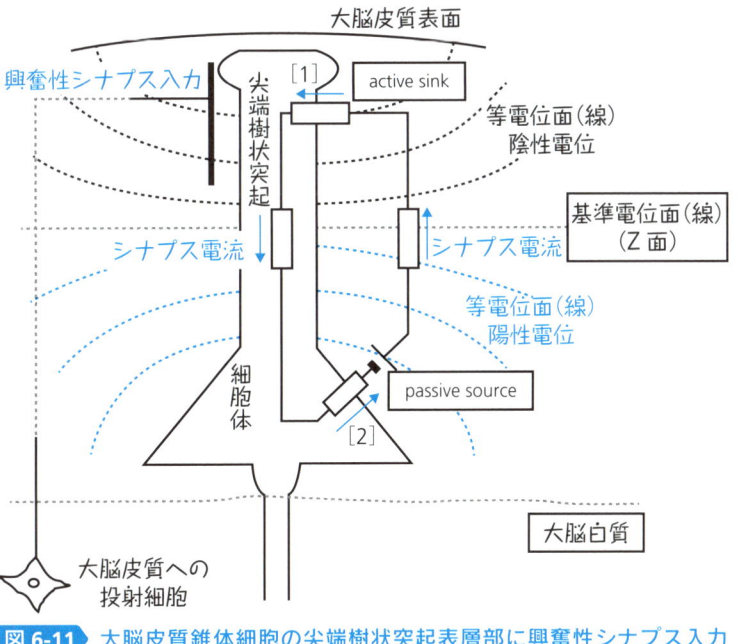

図 6-11 大脳皮質錐体細胞の尖端樹状突起表層部に興奮性シナプス入力があった場合の電気的等価回路

尖端樹状突起表層部のシナプス下膜は膜抵抗のみとなっている．細胞体近傍は静止膜であり，その部の膜電池は細胞内陰性のカリウム膜電池である．シナプス部を内向き電流［1］が流れ，細胞体部の静止膜を外向き電流［2］が流れる．

等電位面とは，その面上のすべての部位は同じ電位を示すという意味です．

ここで，細胞外電位を測定するために遠方（たとえば耳朶）に基準電位点を設定したとしましょう．このとき，この遠方点まで届く等電位面が基準電位（0 mV）を与えることになります．図 6-11 ではそれを「**基準電位面**（Z 面）」としておきました．この Z 面が 0 mV です．したがって，電流が Z 面に流れ込む領域は，電圧降下の原理から陽性電位を示し，Z 面から流出していく領域は陰性電位を示すことになります．こうして，大脳皮質表層部では陰性電位が記録され，深部では陽性電位が記録されます．この電位プロファイルは大脳錐体細胞による「**電流双極子**（current dipole）」と呼ばれています．一方の極（表層部）に陰性電位があり，他方の極（深部）に陽性電位が存在するという意味です．これは，静電気学における「電気双極子（electric dipole）」との，ある種の類似性に基づく比喩的表現と思われます[1]．

興奮性シナプス入力が，逆に，尖端樹状突起表層部ではなく尖端樹状突起深部近傍あるいは細胞体部に起こったとすれば，電流は反対方向に流れます（図 6-12）．尖端樹状突起深部近傍のシナプス下膜は抵抗のみとなり，尖端樹状突起表層部には細胞内陰性のカリウム膜電池が存在するからです．電流は細胞外容積伝導体を表層部から深部へ向かって流れ，尖端樹状突起内を深部から表層部へ向かって流れることになります．このとき細胞外で電位記録すれば，大脳皮質表層部陽性—深部陰性の電位を記録することになります．尖端樹状突起表層部に興奮性シナプス入力があった場合と，逆の電位プロファイルを呈することになります．

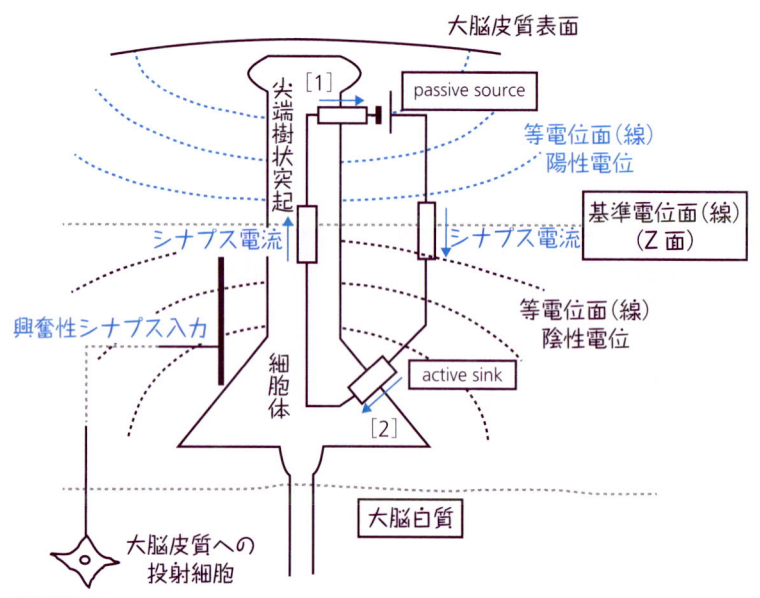

図 6-12 大脳皮質錐体細胞の細胞体近傍に興奮性シナプス入力があった場合の電気的等価回路

電流の流れ方は図 6-11 と逆になる．

2 種類の視床—皮質投射系と皮質—皮質投射系

　Sasaki は，視床—大脳皮質投射系には，上記のような 2 種類の投射系が存在することを動物実験で示しました．彼は，尖端樹状突起表層部に投射する系を「浅層性視床—皮質投射系（superficial thalamocortical projection）」と名づけました．他方，尖端樹状突起深部あるいは細胞体近傍に投射する系を「深層性視床—皮質投射系（deep thalamocortical projection）」と名づけました[2,3]．視床—皮質投射系に 2 系統あることの生理学的意味は今後の課題ですが，浅層性視床—皮質投射系のほうがネコよりサルでよく発達しているため，浅層性が進化的に新しいシステムである可能性はあると思います．

　ある領域の大脳皮質錐体細胞への興奮性シナプス入力には，視床からの投射路以外に，他の大脳皮質領域の錐体細胞からの入力があります（連合線維や交連線維を介する皮質—皮質投射系，corticocortical projection）．この系による細胞外における電位プロファイルは，深層性視床—皮質投射系と同様，大脳皮質表面陽性—深部陰性となることが動物実験で確かめられています[4]．

脳波は何を記録しているのか

　興奮性シナプス入力の大きさが増減したり，興奮性シナプス入力が尖端樹状突起表層部に生じたり深部に生じたりと変動すると，大脳皮質の細胞外容積伝導体を流れる電流も変動します．細胞外の電流が変動すると，オームの法則にしたがって細胞外電位も変動します．こ

の電位差を，頭皮上に置いた電極から記録したものが**脳波**です．

　言うまでもなく，1個の錐体細胞がシナプス電流を生じただけでは，頭皮上から電位を記録することはできません．多くの錐体細胞に同期したシナプス入力があり，多くの錐体細胞がほぼ同時にシナプス電流を発生させることによって，頭皮上から電位変化として記録することが可能となります．これは，同じ容積伝導体（抵抗）内に多くの電流（I）が流れるため，オームの法則（$V=IR$）にしたがって，電位変化が大きくなるためです．

　図 6-13 に示したように，1つの円柱内に多くの錐体細胞が存在するとしましょう．この円柱内の錐体細胞に同期したシナプス入力があったとします．今の場合，尖端樹状突起の表層部に，同期した興奮性シナプス入力があったとします．このとき，図 6-13 に示したように，細胞外を深部から表層部に向かって興奮性のシナプス電流が流れます．その一部は，頭皮へ漏れ出て頭皮に沿って流れると考えられます．この電流による電圧降下を記録したものが脳波です．図では，B 点を基準電位とした場合，電圧降下の原理から，A 点は陰性電位を示すことになります．つまり，**脳波は主として「大脳皮質錐体細胞によって作り出されたシナプス電流が，頭皮上を流れることによって引き起こした電圧降下」を記録したもの**です．

　なお，錐体細胞に発生した活動電位は，持続時間が 1 ms（ミリ秒）程度と短いため同期することが難しく大きな電位変化を形成できないとされています．このため，脳波は主として時間経過がより長いシナプス電流の重なり合ったものと考えられます．さらに，大脳皮質には錐体細胞以外に多くの神経細胞（介在ニューロン）が存在していますが，これらの介在ニューロンはさまざまな方向を向いているため電流の流れる方向もさまざまで，相殺が起こり，大きな電位変化を形成できません．一方，錐体細胞は大脳皮質表面に対し垂直な配列をしており，同じ方向（大脳皮質表面に対して垂直方向）を向いた尖端樹状突起が存在しています．したがって錐体細胞に由来する細胞外シナプス電流は，浅層―深部方向において，同じ

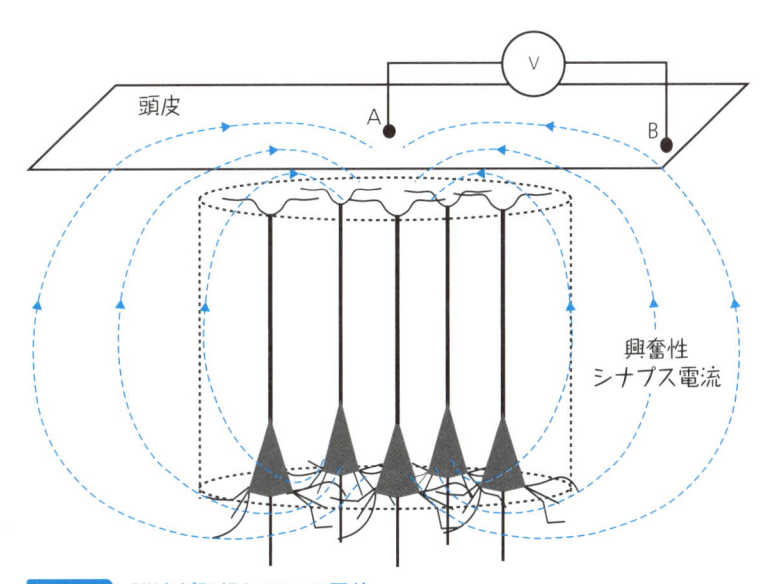

図 6-13　脳波が記録している電位
脳波は頭皮を流れるシナプス電流による電圧降下を記録したものである．

方向に流れることになり，大きな電位変化を作り出すことができます．このように，一定距離を同じ方向を向いて流れる電流が多数存在するとき，これらの電流が作り出す電位分布を「開電場(open field)」と呼んでいます．

4 錐体細胞による双極子発生機序に関する誤解

上記のような「電流双極子」の発生機序に関して，静電気学的イメージによる誤解が存在するように思います．それは，「興奮性シナプス入力があった部位が細胞外陰性に帯電する」という考え方です．図6-14のような帯電現象が起こるため，興奮性シナプス入力があった細胞外部位は陰性電位を示すというわけです．しかし，このような考え方で電流双極子の発生機序を説明することはできません．

シナプス下膜に存在する興奮性神経伝達物質依存性イオンチャネルが開孔したとき，カリウムイオンとナトリウムイオンに対する透過性がほぼ同程度となることは，本章-1で記載したとおりです．この機序を介して，どのようにして細胞外に陰性電荷が帯電するのか，理論的な説明がつきません．また，図6-14左に示したように，細胞外が陰性に帯電するのであれば細胞内は陽性に帯電するはずです．これでは，興奮性シナプス入力があったとき，活

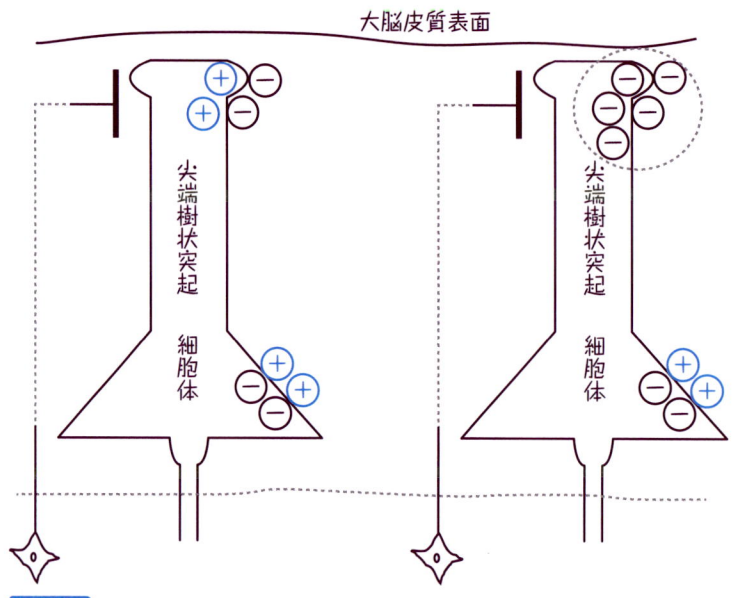

図6-14　大脳皮質双極子発生機序の静電気学的イメージ
大脳皮質錐体細胞の尖端樹状突起表層部に興奮性シナプス入力があったとした場合．左：尖端樹状突起表層部の細胞外に陰性電荷が蓄積し，細胞内には陽性電荷が蓄積している．これでは，細胞内部は細胞外部に対して陽性となり，細胞内陰性であるEPSPと矛盾する．右：このイメージでは，尖端樹状突起表層部の細胞膜は，内側面にも外側面にも陰性電荷が帯電している（破線の丸で囲んだ領域）．内部の陰性電荷と外部の陰性電荷の間には強い反発力が働くため，このような状態が出現することはない．

性シナプス下膜は，細胞外に対して細胞内陽性の電位を示すことになります．これは，EPSPを細胞内記録すると，細胞外に対して陰性電位として記録されるという事実と矛盾します．そうすると，図 6-14 右に示したように，細胞外陰性の程度より，細胞内はより強く陰性に帯電すると考えるほかなくなります．しかし，膜（絶縁体）を挟んで両側に陰性電荷が帯電するということは考えられません．なぜなら陰性電荷同士が強く反発するためです．このため，たとえこのような状態が一時的に出現したとしてもすぐに解消してしまうでしょう．このような静電気学的モデルは，動電気学的に考えるべき EPSP の発生機序を，静電気学的発想で考えてしまうといった誤解に基づくものと思われます．

5 脳磁図と電流双極子

　電流が流れると電流の周りには磁場ができます．この磁場を頭皮上から記録したものが脳磁図です．私は，脳磁図を実際に扱ったことがなく門外漢ですが，今まで論じてきた電流双極子との関係で脳磁図について簡単に考えておきたいと思います．

　真っすぐな導線を電流が流れると，導線に垂直な面に同心円状の磁力線ができます．磁力線の接線方向が磁場の方向です．磁力線の回転方向は，右ねじを，電流の流れる方向に進めるときに右ねじを回す方向と一致します．したがって，A 点から B 点へ流れる電流が作り出す磁場と，B 点から A 点へと逆向きに流れる電流が作り出す磁場では，磁力線の回転方向が逆になります．

　図 6-15 に電流双極子による磁力線を記載しました．深層性視床—皮質投射系の電流双極子をモデルとしました．シナプス電流は細胞外を大脳皮質表層部から深部へ向かって流れ，尖端樹状突起内を逆向きに（深部から表層部へ向かって）流れています．シナプス電流は尖端樹状突起内をそろって直線状に流れていきます．この電流に垂直な面に図示した方向（大脳皮質表面側から見て反時計回り）の磁力線ができます．これは 1 本の導線に大きな電流が流れている状態に擬すことができます．電流の周りにできる磁場は，電流の大きさに比例するため，尖端樹状突起内の電流周囲には大きな磁場が形成されます．

　一方，細胞外を流れるシナプス電流の周りにも磁力線（大脳皮質表面側から見て時計回り）ができます．しかし，細胞外のシナプス電流は細胞外容積伝導体内を拡がって半円弧状に流れています．1 か所に集中して流れているのではありません．半円弧状に流れる電流では，電流に垂直な面は部位によってその傾きが異なります．さらに細胞外容積伝導体は均一な溶液ではありません．そこには多くの細胞群（介在ニューロンやグリア細胞）が存在します．このため，細胞外を流れる電流は，これら細胞の間隙を縫って複雑な経路で流れていくかもしれません．こうして細胞外シナプス電流による磁場は重なり合いがうまく行かず，大きな合成磁場を形成することができないと考えられます．このため細胞内電流による磁場のほうが優勢となって，細胞内電流による磁場が頭皮上から記録されることになります．

　このように，脳磁図は細胞内を流れるシナプス電流が作り出す磁場を記録しているのです

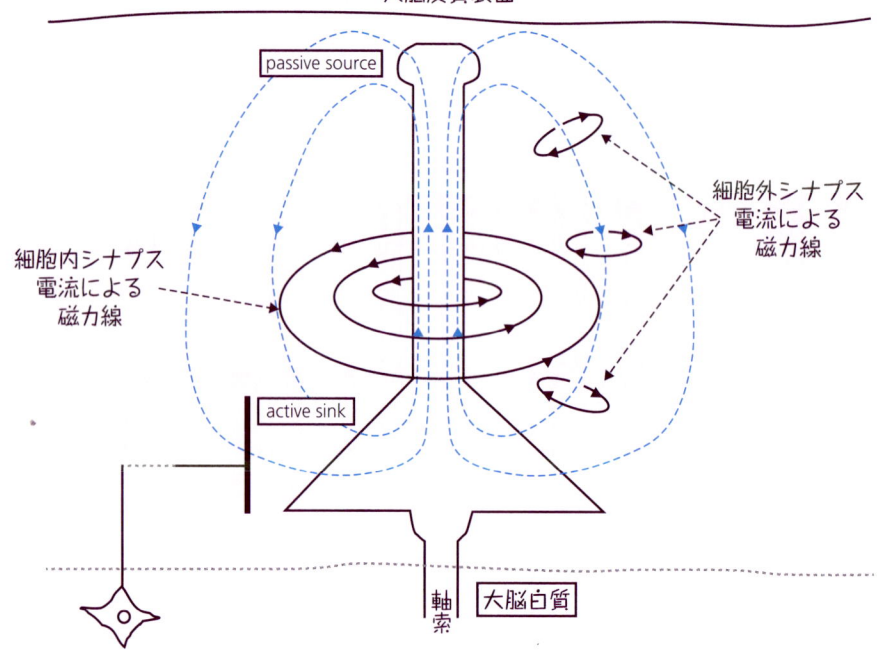

図 6-15 電流双極子による脳磁場の発生

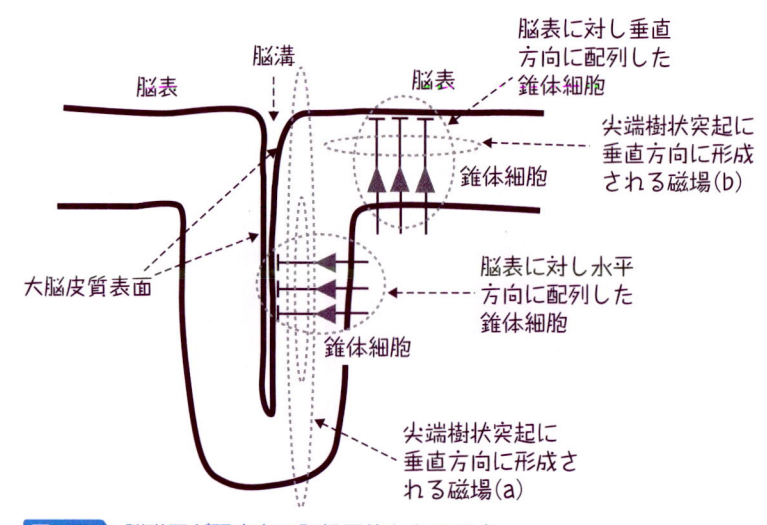

図 6-16 脳磁図が頭皮上で記録可能となる理由
脳表に対して水平方向に並んだ錐体細胞が形成する磁場(a)が，頭皮上から記録される．
脳表に対して垂直方向に並んだ錐体細胞が形成する磁場(b)は記録されない．

が，細胞内を電流が流れる理由を理解するには，EPSPの発生機序を，膜電池（膜起電力）を組み込んだ電気回路によって「動電気学的」に理解しておく必要があります．

なお磁場は尖端樹状突起に対して垂直の面にできるため，頭皮上から記録される磁場は，脳表に対して水平方向に配列した錐体細胞（tangential dipole）に由来する磁場とされています．つまり，図 6-16 に示したように，脳溝内の大脳皮質錐体細胞は脳表に対し水平方向（接

線方向）に配列しているため，この部の錐体細胞が作り出す磁場が頭皮上から記録されるわけです．

6 EPSPと脳波発生機序に関する不適切な表現

　最後に，EPSPの発生部位や脳波の発生機序に関して，初心者の方にはわかりにくい表現や説明が今まで行われてきたように思います．以下に2点，そのような問題を考えておきます．

■ EPSP発生部位に関する不適切な表記

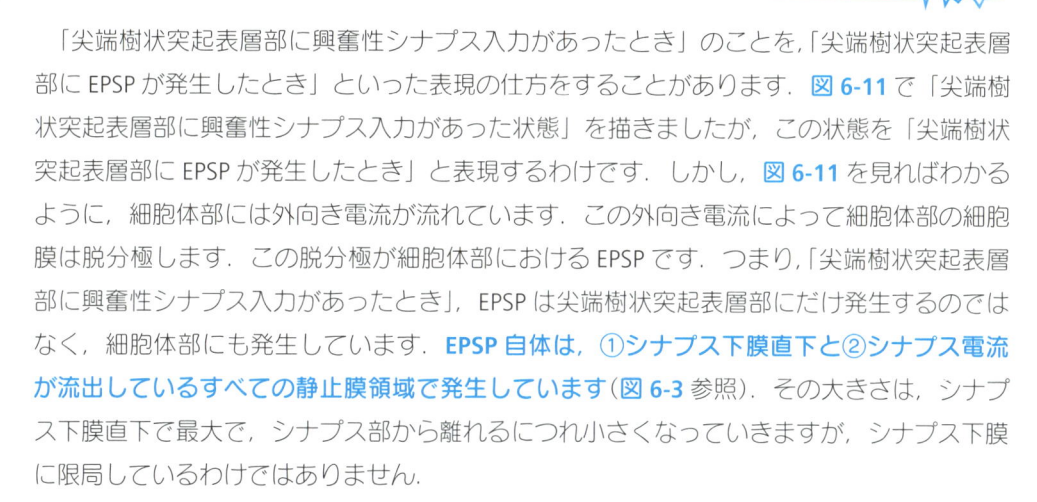

　「尖端樹状突起表層部に興奮性シナプス入力があったとき」のことを，「尖端樹状突起表層部にEPSPが発生したとき」といった表現の仕方をすることがあります．図6-11で「尖端樹状突起表層部に興奮性シナプス入力があった状態」を描きましたが，この状態を「尖端樹状突起表層部にEPSPが発生したとき」と表現するわけです．しかし，図6-11を見ればわかるように，細胞体部には外向き電流が流れています．この外向き電流によって細胞体部の細胞膜は脱分極します．この脱分極が細胞体部におけるEPSPです．つまり，「尖端樹状突起表層部に興奮性シナプス入力があったとき」，EPSPは尖端樹状突起表層部にだけ発生するのではなく，細胞体部にも発生しています．**EPSP自体は，①シナプス下膜直下と②シナプス電流が流出しているすべての静止膜領域で発生しています**（図6-3参照）．その大きさは，シナプス下膜直下で最大で，シナプス部から離れるにつれ小さくなっていきますが，シナプス下膜に限局しているわけではありません．

　活動電位は細胞膜の局所で発生しているため，その発生部位を特定した表現が可能ですが，EPSPでは発生部位が局在していないため，EPSPの発生局所を特定したような表現は不適切と考えられます．私自身も不適切な言い方をしていたことがありました．初心者の方がEPSPの性状を学習するうえで，理解を妨げる表現になっていたと思います．

■ 脳波の発生機序に関する不適切な説明

　脳波に関しても，ときどき不適切な表現で，その発生機序の解説が行われているように思います．すなわち，脳波発生機序について，「脳波とは大脳皮質錐体細胞に同期して生じたEPSPの総和である」といった言い方で解説されることがあります．この言い方が不適切であるのは，EPSPは細胞内で記録される電位だからです．EPSPは，細胞内で記録される脱分極電位であり，EPSP自体を細胞外から記録することはできません．脳波用の細胞外電極では細胞内の電位変化を記録することはできないのです．脳波は，図6-13に示したように，あくまで**細胞外容積伝導体を流れるシナプス電流による電位変化（電圧降下）**を記録したもの

105

ですから,「EPSPの総和」という表現は混乱を招くと思います.

文　献

1) 橋本修治：電気回路による臨床電気神経生理学入門．pp31-34, 永井書店，大阪，1997
2) Sasaki K, Staunton HP, Dickmann G：Characteristic features of augmenting and recruiting responses in the cerebral cortex. *Exp Neurol* **26**：369-392, 1970
3) Sasaki K：Electrophysiological studies on the cerebellothalamocortical projections. *Appl Neurophysiol* **39**：239-250, 1976/77
4) Sasaki K, Gemba H, Hashimoto S：Premovement slow cortical potentials on self-paced hand movements and thalamocortical and cortico-cortical responses in the monkey. *Exp Neurol* **72**：41-50, 1981

第6章 セルフアセスメント

正しいものには○を，誤っているものには×をつけてみましょう．

1	興奮性シナプス後電位のことを EPSP という．	( )
2	シナプス下膜には，神経伝達物質依存性(リガンド依存性)イオンチャネルが存在する．	( )
3	興奮性シナプス入力とは，シナプス前神経細胞の軸索終末から興奮性神経伝導物質が放出され，シナプス下膜の神経伝導物質依存性イオンチャネルの受容体と結合することを意味する．	( )
4	興奮性シナプス入力があると，興奮性シナプス下膜は膜抵抗だけの電気回路で近似的に表すことができるようになる．	( )
5	EPSP はシナプス下膜部にだけ発生する．	( )
6	EPSP はシナプス下膜部で最小であり，シナプス下膜から離れるにつれ大きくなっていく．	( )
7	EPSP が発生すると，それによってシナプス電流が流れるようになる．	( )
8	EPSP は，シナプス電流が流れた結果，細胞膜に生じた脱分極性の電位変化のことである．	( )
9	活動電位は，興奮性の神経伝達物質依存性イオンチャネル自体から発生する．	( )
10	興奮性のシナプス電流は，シナプス下膜を内向きに流れ静止膜部位を外向きに流れる．	( )
11	EPSP は，細胞外を基準電位としたとき，細胞内陰性の電位である．	( )
12	大脳皮質錐体細胞における双極子発生機序は静電気学的機序で説明できる．	( )
13	脳波は，細胞外を流れるシナプス電流によって惹起された，細胞外の電位変動を記録したものである．	( )
14	脳磁図は，錐体細胞に流れる電流のうち，細胞外を流れる電流が作り出す磁場を記録したものである．	( )

正答 1 ○ 2 ○ 3 ○ 4 ○ 5 × 6 × 7 × 8 ○ 9 × 10 ○ 11 ○ 12 × 13 ○ 14 ×

第7章

電気的等価回路における コンデンサーの位置づけ

- ここまで考えてきた電気回路では膜コンデンサーを無視してきました.
- 電位変化の時間経過を問題としないときは,膜コンデンサーを省略した電気回路で考えていくことができます.
- 神経伝導速度を理論的に考えるときなど,電位変化の時間経過が問題となるときは,膜コンデンサーを省略できません.

1 抵抗からなる回路と，抵抗とコンデンサーからなる回路の比較

膜コンデンサーが電位変化の時間経過に与える影響

　膜電位の変化について，膜コンデンサーは電位変化の時間経過に関与しますが，電位が陽性側へ変化するのか陰性側へ変化するのかについては，コンデンサーの有無は関係ありません．そのことを図7-1に示しておきました．図7-1ではB点を基準電位としたA点の電位を考えていきます．どちらの回路にも「定電流」を流したとします．定電流とは時間的に変動せず一定の強さで流れ続ける電流の意味です．このとき，①抵抗だけからなる回路(1)では，電位変化は電流が流れ出すと直ちにその最高値（IR，電流の強さ×抵抗値）まで達します（図7-1(1)の下段）．②抵抗とコンデンサーの並列回路(2)では，電位変化は自然対数にしたがって緩徐に変化していきます（図7-1(2)の下段）．このように，コンデンサーを含む回路で電位変化が緩徐になるのは，コンデンサーの極板を帯電するのに時間がかかるからです．

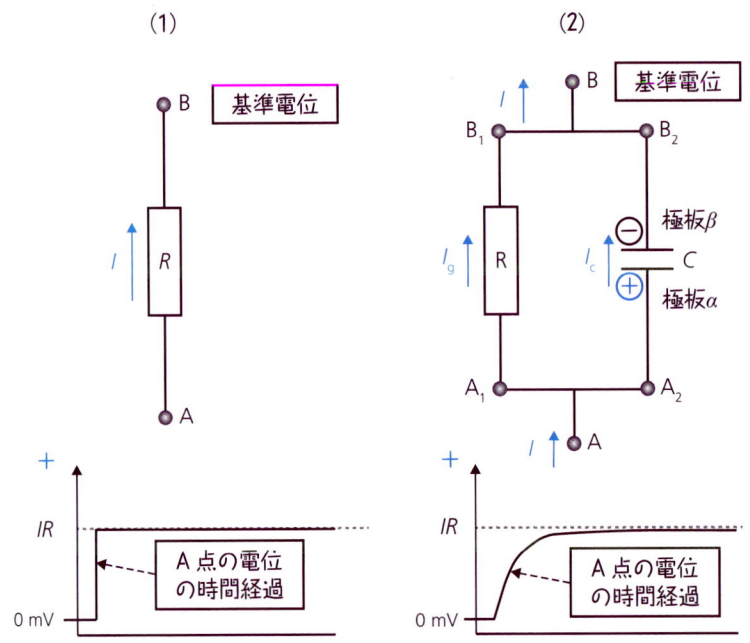

図7-1 抵抗のみからなる回路と，抵抗とコンデンサーからなる回路の比較
下段に示したのは，B点を基準電位としたときのA点の電位変化．R：抵抗，C：コンデンサー，I：外部から流した定電流，I_g：抵抗を流れる電流，I_c：コンデンサーを流れる容量性電流．(1)抵抗のみからなる回路では，電流が流れ出すと同時にA点の電位はIR（電流×抵抗）となる．(2)抵抗とコンデンサーからなる回路では，定電流IはI_gとI_cに分かれて流れていく．I_gの電流の強さとI_cの電流の強さは時間の経過とともに変化する．このため，A点の電位は緩徐な変化を示すが，最終的にはIRに等しくなる．(1)も(2)も電位変化の方向と最終的に到達する電位は等しい．最終値に到達するまでの時間経過が異なる．

しかし，最終的には，抵抗だけからなる回路と同じ値（IR）を示すようになります．初期には，コンデンサーを流れる電流（**容量性電流**，capacitive current）も流れるのですが，時間の経過とともに容量性電流は減少し，最終的には流れなくなります（容量性電流については，p.20 column 1-1 をご参照ください）．この時点で，外部から与えた定電流（I）はすべて抵抗を流れるようになり（$I_g = I$），B 点を基準とした A 点の電位は IR の値を示すようになります．

ここでコンデンサー部分においても，電流が流れていく方向に電位が低くなっていることに注意してください．図 7-1（2）において，極板 $β$ のほうが極板 $α$ より電位が低くなります．コンデンサーでは極板に帯電（静電気現象）が生じていますが，電気回路（動電気学）では電流が流れて行く方向に電位が低下するという原則は，コンデンサーにおいても成立しています．

以上から，電位変化の時間経過を考慮する必要がないときは，抵抗だけからなる回路で考えを進めていって問題ないと言えます．このため，本書ではコンデンサーを無視した回路で話を進めてきました．しかし，神経伝導速度等を問題にするときは，膜時定数や伝播時定数（propagation time constant）を考慮する必要が出てきます．このときは，膜コンデンサーを無視することはできません．

2 静止膜電位の脱分極に対するコンデンサーの影響

膜コンデンサーが存在しないときの静止膜電位の時間経過

図 7-2 と図 7-3 では，活動電位が発生したときの，静止膜における脱分極性の電位変化を示しました．図 7-2 は膜コンデンサーがない場合です．右側（領域［2］）が活動膜で，左側（領域［1］）が静止膜を表しています．活動膜の部分（［2］）でナトリウム膜電池のスイッチ（Sw）が入ったとします．すると回路を電流が流れ出します．活動膜の部位では，膜電位が $E_{Na} - IR_{Na} = +60$ mV $- IR_{Na}$ の大きさを持った活動電位が発生します．スイッチが開くと回路に電流が流れなくなり，A_2 の膜電位は元の静止膜電位に戻ります．こうして，図 7-2 の［2］の下段に示したように，矩形波状の活動電位が発生したとします．なお，スイッチが開いた状態で B_2 を基準電位とした A_2 の電位が静止膜電位と等しくなるのはリード線効果によります．回路に電流が流れていない状態では B_2 の電位は B_1 の電位と等しくなり，A_2 の電位は A_1 の電位と等しくなるからです．この点に関しては第 2 章 p.32〜33 の図 2-5 と図 2-6 を復習してください．

このような回路では，静止膜の膜電位も，時間的遅延なく矩形波状の変化を示します（図 7-2 の［1］の下段）．脱分極の大きさは IR_K で，膜電位としては -90 mV $+ IR_K$ になります．この脱分極が閾値を超えていれば，この部分に活動電位が発生します．この場合，活動電位は，時間的に遅延することなく，隣接した静止膜に発生することになります．このようなことが起これば，活動電位は神経線維全長に沿って瞬時に伝導していくことになります．もち

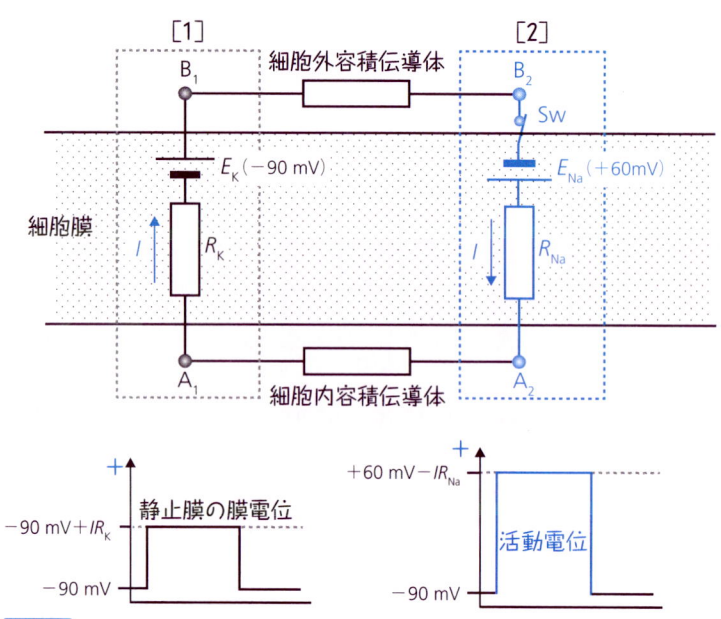

図 7-2 ▶ 活動電位発生時の静止膜電位の変化

静止膜が抵抗のみからなるとした場合．領域［1］：静止膜部位．領域［2］：活動膜部位．Sw：電気回路のスイッチ．領域［2］で矩形波状の活動電位が発生したとする．静止膜の膜電位も活動電位と同じ時間経過の矩形波を示す．

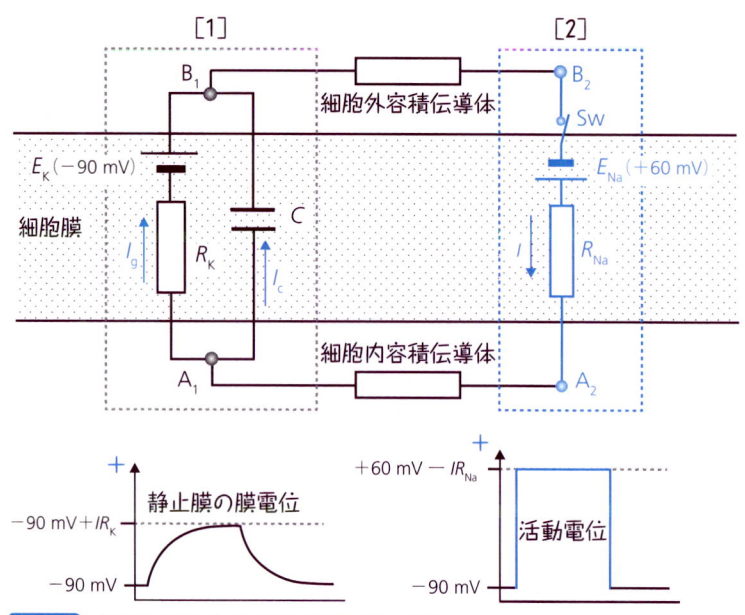

図 7-3 ▶ 活動電位発生時の静止膜電位の変化

静止膜が抵抗とコンデンサーからなるとした場合．領域［1］は静止膜部位を，領域［2］は活動膜部位を表す．領域［2］で矩形波状の活動電位が発生しても，静止膜の膜電位は緩徐な脱分極と再分極を示す．$I=I_g+I_c$ の関係が成立している．

ろん実際には，このようなことは起こりません．

膜コンデンサーが存在するときの静止膜部位における電位変化の時間経過

一方，図 7-3 に膜コンデンサーを導入した場合を記しました．図 7-3 [2] の下段に示したように，図 7-2 と同様，矩形波状の活動電位が発生したとします．このとき，静止膜の膜電位は緩徐な時間経過で脱分極し緩徐に再分極していきます（図 7-3 [1] の下段）．これが膜コンデンサーの効果です．静止膜は最大で IR_K の脱分極を示し，静止膜の膜電位は最大で -90 mV$+IR_K$ になります．閾値がこの値より低い場合は，閾値に達した時点で，静止膜は活動膜に変換され，その部に活動電位が発生します．したがって，領域 [2] から領域 [1] に活動電位が波及するのに，一定の時間的遅延が存在することになります．つまり，膜コンデンサーの存在によって膜電位の変化が緩徐化するため，閾値に達するまでに一定の時間を要するわけです．以上から，膜コンデンサーは，活動電位の伝導速度を考察するうえで欠かすことのできない電気素子であることがわかります．しかし，電位変化の時間経過を無視すれば，コンデンサーが存在しないときも存在するときも，静止膜には同じ方向の電位変化（脱分極）が起こっています．したがって，膜電位変化の時間経過を問題としないときは，膜コンデンサーを考慮しなくても支障ないと言えます．このため，本書では，静止膜電位と活動電位および EPSP の発生機序について，コンデンサーを省略した細胞膜モデル（p.64 図 4-4, 回路 K-N）を用いて議論を進めてきたのでした．

第 7 章　セルフアセスメント

正しいものには○を，誤っているものには×をつけてみましょう．

1. 膜コンデンサーは電位変化の時間経過に影響しない．　　　　　　　　　（　）
2. 神経伝導速度の理論的考察には膜コンデンサーを無視できない．　　　（　）
3. 膜コンデンサーを考慮したとき，膜コンデンサーを省略した場合と比較して，
   膜電位の変化方向（脱分極するか過分極するか）は反対になる．　　　（　）

正答　1 ×　2 ○　3 ×

おわりに

本書の要点を以下の6つにまとめました．ポイントをおさえておきましょう．理解できましたでしょうか？ 理解できていれば□に✓を入れましょう．

(1) 静電気学と動電気学

□ 静電気学と動電気学は，一応，分けて考えておいたほうがよいでしょう．どちらも同じ電気現象を扱っており統一的に理解すべきものですが，現象的には，次に述べる(2)のようなことがあり，その違いを明確に意識しておくべきです．

(2) 静電気学と動電気学における電位変化の相違

□ 静電気学では，陽性電荷が流れていった先が陽性電位を示します．これは，流れていった先に陽性電荷の蓄積（常電現象）が起こるからです．一方，動電気学では，電流（陽性電荷）が流れていった先のほうが電位が低くなります．これが「電圧降下の原理」です．電流は必ず電位の高いところから低いところへと流れていきます．電流（陽性電荷）がB点からA点へ向かって流れていることがわかれば，A点のほうがB点より電位が低いと結論できます．このように電位変化に関しては，現象的には，静電気学と動電気学では逆になります．

(3) 膜電池

□ 膜電池を無視すると生体を流れる電流が説明できません．生体電気現象の根本には膜電池があります．膜電池の発生機序自体は静電気学的に説明されます．しかし，生体での電気現象を電気回路で扱うときは，電池を，閉回路に電流を流す原動力（エネルギー源）と単純にみなすことになります．このエネルギー源のことを起電力と言い，本書では E で表示しました．

(4) 電気的等価回路と膜電位

□ 図 8-1 の左に示したのは，細胞膜の「一般的な電気的等価回路」（回路 K-N）です．図 8-1 右の上段(a)は「静止膜に特化した」細胞膜の簡略化モデルです．カリウム膜抵抗（R_K）のほうがナトリウム膜抵抗（R_{Na}）より圧倒的に低い場合（$R_K \ll R_{Na}$），細胞膜は近似的にカリウム膜電池とカリウム膜抵抗のみを持った細胞膜とみなすことができることを示しています．図 8-1 右の中段(b)は「活動膜に特化した」細胞膜の簡略化モデルです．ナトリウム膜抵抗（R_{Na}）のほうがカリウム膜抵抗（R_K）より圧倒的に低くなった場合（$R_K \gg R_{Na}$），細胞膜は近似的にナ

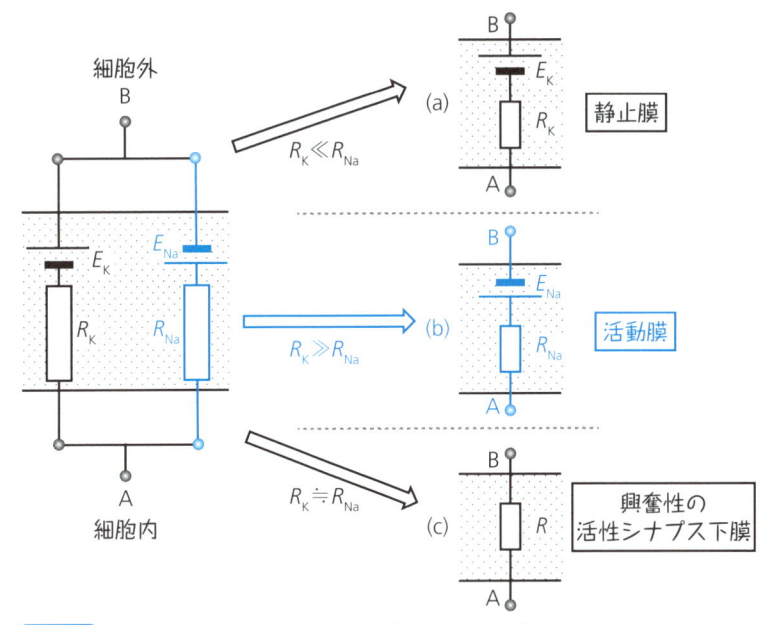

図 8-1 細胞膜の一般的電気回路（回路 K-N）と簡略化モデル

左：回路 K-N．右上段(a)：静止膜に特化した細胞膜モデル．$R_K \ll R_{Na}$ の場合．右中段(b)：活動膜に特化した細胞膜モデル．$R_K \gg R_{Na}$ の場合．右下段(c)：興奮性の活性シナプス下膜に特化した膜モデル．$R_K \fallingdotseq R_{Na}$ の場合．

トリウム膜電池とナトリウム膜抵抗のみを持った細胞膜とみなせることを示しています．この状態は，細胞膜に存在する電圧依存性ナトリウムチャンネルが数多く開孔することによって惹起されることは，今まで述べてきたとおりです．図 8-1 右の下段(c)は「興奮性の活性シナプス下膜に特化した」細胞膜の簡略化モデルです．興奮性シナプス入力があったとき，興奮性シナプス下膜では，ナトリウム膜抵抗の値（R_{Na}）とカリウム膜抵抗の値（R_K）がほぼ等しくなり（$R_K \fallingdotseq R_{Na}$），シナプス下膜は近似的に膜電池がなく膜抵抗のみを持った細胞膜と見なせることを示しています．

(5) 活動電位と EPSP の発生機序

　図 8-1 の(a)と(b)を組み合わせ，細胞内外の容積伝導体の抵抗を組み込むことで，神経や筋に活動電位が発生したときの電位変化を記述できます（図 8-2(1)，図 8-3(1)）．図 8-3 は図 8-2 の電池記号を電池の模式図に置き換えただけで，本質的な違いはありません．

　図 8-1 の(a)と(c)を組み合わせ，細胞内外の容積伝導体の抵抗を組み込むことで，EPSP が発生したときの電位変化を記述できます（図 8-2(2)，図 8-3(2)）．図 8-2 や図 8-3 を見れば，活動電位と EPSP の発生機序が，電気回路としては相同の電気回路で表せていることがわかります．相違点は，活動電位では活動膜の膜電池が+60 mV の起電力を持つのに対して，EPSP では活性シナプス下膜の起電力が 0 mV となる点です．この相違によって，活動電位は細胞内陽性の電位を示し，EPSP は細胞内陰性の電位を示すことになります．

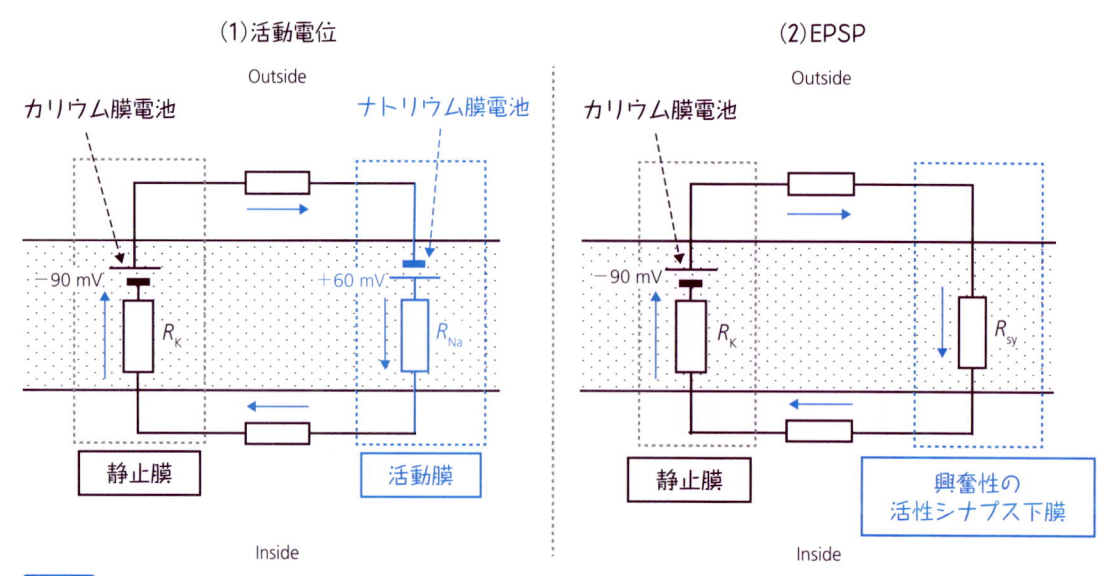

図8-2 活動電位と EPSP の電気的等価回路

(1)活動電位発生時：活動電位が発生するときは，細胞膜の一部が細胞内陽性の膜電池を持った活動膜となる．矢印で活動電流を表す．(2)EPSP 発生時：EPSP が発生するときは，興奮性の活性シナプス下膜は，膜電池がなく膜抵抗だけが存在する状態となる．矢印で興奮性のシナプス電流を表す．活動電位と EPSP の発生機序は，電気的には相似した電気回路で説明できる．

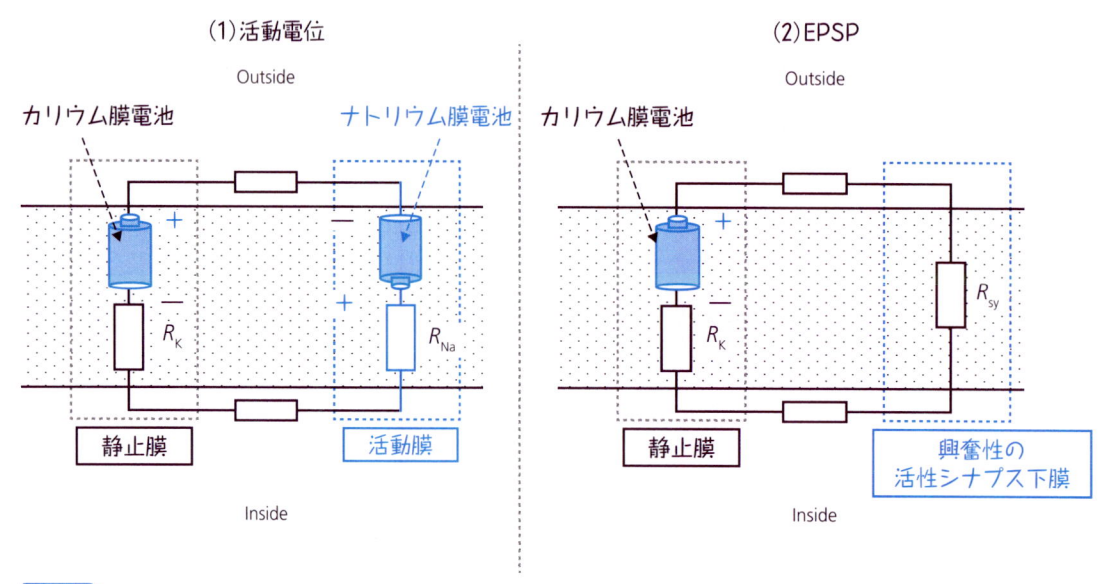

図8-3 図8-2 の電池記号を電池の模式図に置き換えたもの

(6) ナトリウムイオンの流入は，活動電位が陽性になる原因ではない

　　上記(5)は動電気学的な考察によるものです．動電気学的に考えられた活動電流は，ナトリウムイオンが細胞内へ流入することを意味していますが，この電流は細胞内を陽性にすることに寄与しません．オームの法則の電圧降下の原理にしたがって，かえって陰性にすることに寄与しています．それにもかかわらず活動電位が細胞内陽性電位となるのは，活動膜に細胞内陽性のナトリウム膜電池が存在するからです．活動膜を流れる活動電流による電圧降下は 9 mV 程度であるため，ナトリウム膜電池の起電力を＋60 mV とした場合，活動電位は約＋50 mV の値となって細胞内陽性の電位を示します．以上から，**活動電位が細胞内陽性の電位となるのは，活動電流（ナトリウムイオン）が流入するからではなく，細胞内陽性の膜電池が存在するから**であることが理解されます．

索引 INDEX

和文索引

あ

イオンチャネル	13
神経伝達物質依存性―	90
リガンド依存性―	90
閾値	8
内向き電流	62, 72
塩化カリウム溶液	42
オームの法則	29

か

開電場	102
回路 K-N	63
活性化	71
活性シナプス下膜	90
活動電位	7, 62, 67, 80
―終息時	76
―の伝導速度	113
―の発生機序	86
―の伝導	85
活動電流	8, 80
活動膜	7, 20, 80
―に特化した膜モデル	70
活動膜状態	67
活動膜電位	62, 66
活動膜領域	83
過分極	8
カリウムチャネル	43
カリウム膜電池	51
簡略化	68
―モデル	80, 92
基準電位面	99
気体定数	46
起電力	9

逆転電位	92
合成イオンチャネル	36, 55
合成カリウムチャネル	36
合成起電力	35
合成抵抗	34
合成電池	35
光速	38
興奮性シナプス後電位	7, 89
興奮性シナプス入力	89, 93
興奮性神経伝達物質	90
交連線維	100
コンデンサー	10, 20, 110
コンパートメントモデル	42

さ

細胞外容積伝導体	98
細胞膜の電気回路モデル	17
軸索小丘	96
脂質二重層	15
視床―大脳皮質投射系	100
シナプス下膜	90
―直下の EPSP	94
シナプス電流	93, 95
磁場	103
正味の膜電流	64, 65
磁力線	103
神経伝達物質依存性イオンチャネル	90
神経伝導速度	111
深層性視床―皮質投射系	100
錐体細胞	97
水平方向に配列した―	104
静止膜	6
―に特化した膜モデル	69
静止膜状態	67
静止膜電位	6, 62, 66

静止膜領域	84
静電気学	26
―的イメージ	84
静電誘導	49, 56
絶対温度	46
浅層性視床―皮質投射系	100
選択的透過性	14
尖端(尖頂)樹状突起	97
外向き電流	62, 72

た

体積伝導体	13
帯電	27
脱分極	7
抵抗器	10
抵抗値	10
抵抗とコンデンサーの並列回路	110
電圧依存性ナトリウムチャネル	35
電圧降下	30, 61, 82
―の原理	29
電位依存性ナトリウムチャネル	35
電位降下(電位の低下)	29, 82
電位上昇	66, 82
電荷	26
電解質溶液	12
電気回路モデル，細胞膜の―	17
電気刺激	72
電気双極子	99
電気素子	8
電気素量	27
電気的中性	29
電気二重層	47, 52
電気量	27
電子	28
電池	9

伝導速度，活動電位の―	113
伝導体	10
電場	38
伝播時定数	111
電流双極子	97, 98, 103
電流の方向	11
電流保存則	64
透過係数	14, 22
導線	10
動電気学	26

な

ナトリウムチャネル	35
ナトリウム膜電池	52
脳磁図	103
濃淡電池	22
能動輸送	67, 75
脳波	101

は

パラドックス	2, 83
皮質―皮質投射系	100
不応期	85
不活化	71
平衡状態	45
平衡電位	45
並列回路，抵抗とコンデンサーの―	110

ま

膜起電力	20
膜コンデンサー	15, 20, 110
膜時定数	111
膜抵抗	15, 20
膜電位	60, 65
膜電池	20

膜電流	61
正味の—	64, 65
膜モデル	69, 70
活動膜に特化した—	70
静止膜に特化した—	69

や・ら

陽子	28
容積伝導体	13
細胞外—	98
容量性電流	20, 111
リード線効果	32
リガンド依存性イオンチャネル	90
連合線維	100

欧文索引

A

action current	8, 80
action potential	7, 62, 80
active membrane	7
— potential	62, 66
active sink	98
Avogadro 数	46

C・D

capacitive current	20
corticocortical projection	100
current dipole	99
deep thalamocortical projection	100
depolarization	7

E・F

electric dipole	99
EPSP	7, 89, 95
シナプス下膜直下の—	94
excitatory neuro-transmitter	90
excitatory post-synaptic potential	7
Faraday 定数	46

H・I・K

Hodgkin-Huxley モデル	17
hyperpolarization	8
inward current	62, 72
KCl 溶液	42

N・O・P

Nernst 式	45
net current	64
open field	102
outward current	62, 72
passive source	98
permeability coefficient	14
propagation time constant	111

R・S・T

resting membrane potential	6
reversal potential	92
superficial thalamocortical projection	100
tangential dipole	104
threshold	8

V・Z

voltage-gated sodium channel	35
volume conductor	13
zero net-current potential	67
zero-current potential	67

- **JCOPY** 〈(社)出版者著作権管理機構 委託出版物〉
  本書の無断複写は著作権法上での例外を除き禁じられています．
  複写される場合は，そのつど事前に，(社)出版者著作権管理機構
  (電話 03-3513-6969，FAX03-3513-6979，e-mail：info@jcopy.or.jp)
  の許諾を得てください．
- 本書を無断で複製(複写・スキャン・デジタルデータ化を含みます)
  する行為は，著作権法上での限られた例外(「私的使用のための複
  製」など)を除き禁じられています．大学・病院・企業などにお
  いて内部的に業務上使用する目的で上記行為を行うことも，私的
  使用には該当せず違法です．また，私的使用のためであっても，
  代行業者等の第三者に依頼して上記行為を行うことは違法です．

これでわかる！　臨床電気神経生理学ファーストステップ
―静止膜電位・活動電位・EPSPはどのように発生するのか？―　ISBN978-4-7878-2207-9

2015年10月26日　初版第1刷発行

著　　者	橋本修治
発 行 者	藤実彰一
発 行 所	株式会社　診断と治療社
	〒100-0014　東京都千代田区永田町2-14-2　山王グランドビル4階
	TEL：03-3580-2750(編集)　03-3580-2770(営業)
	FAX：03-3580-2776
	E-mail：hen@shindan.co.jp(編集)
	eigyobu@shindan.co.jp(営業)
	URL：http://www.shindan.co.jp/
表紙デザイン	株式会社 ジェイアイ
印刷・製本	広研印刷 株式会社

©Shuji HASHIMOTO, 2015. Printed in Japan.　　　　　　　　　　　　　　　　[検印省略]
乱丁・落丁の場合はお取り替えいたします．